Béatrice Drach

Wirf deine Waage in den Müll

Béatrice Drach

Wirf deine Waage in den Müll

Bewegungs-Tipps
zum Wohlfühlen

GOLDEGG
VERLAG

Rechte Coverbild: Sandra Schmid Fotografie
Rechte Covergestaltung: Alexandra Schepelmann/donaugrafik.at
Rechte Autorinnen-Foto: Jürgen Hammerschmid
Redaktion: Tanja Braune, »Die Schnatterei«

Der Verlag und seine Autoren sind für Reaktionen, Hinweise oder Meinungen dankbar. Bitte wenden Sie sich diesbezüglich an verlag@goldegg-verlag.com.

Der Goldegg Verlag achtet bei seinen Büchern und Magazinen auf nachhaltiges Produzieren. Goldegg Bücher sind umweltfreundlich produziert und orientieren sich in Materialien, Herstellungsorten, Arbeitsbedingungen und Produktionsformen an den Bedürfnissen von Gesellschaft und Umwelt.

FSC
www.fsc.org
MIX
Papier aus verantwortungsvollen Quellen
FSC® C014496

ISBN: 978-3-99060-158-7

Friedrichstraße 191 • D-10117 Berlin
Telefon: +49 800 505 43 76-0

Goldegg Verlag GmbH, Österreich
Mommsengasse 4/2 • A-1040 Wien
Telefon: +43 1 505 43 76-0

E-Mail: office@goldegg-verlag.com
www.goldegg-verlag.com

Layout, Satz und Herstellung: Goldegg Verlag GmbH, Wien
Printed in the EU

Inhaltsverzeichnis

Geleitwort von Univ.-Prof. Dr. Johannes Drach

»Die Gesundheit ist zwar nicht alles, aber ohne Gesundheit ist alles nichts« – dieses Zitat von Artur Schopenhauer besitzt wohl zeitlose Gültigkeit. Auf den ersten Blick betrachtet geht es uns – statistisch gesehen – sehr gut: Noch nie war die Lebenserwartung in Österreich so hoch wie jetzt (laut Statistik Austria 2018 betrug die Lebenserwartung 84 Jahre für Frauen und 79,3 Jahre für Männer). Bei näherem Hinschauen haben wir aber ein Problem: mit der Gesundheitserwartung, also mit den »gesunden Lebensjahren« – diese Zeit ist nämlich etwa 20 Jahre kürzer. Und damit liegen wir in Österreich z.B. 16 Jahre unter der Gesundheitserwartung in Schweden!

Wenn wir zu uns ehrlich sind, dann wären uns ja all die Zutaten bekannt, um gesund und fit zu werden bzw. zu bleiben: auf die Ernährung achten (nicht zu viel Zucker, mehr Obst und Gemüse, keine Fertigprodukte oder Fast Food, ausreichend trinken), mehr Bewegung machen, Zeit für sich nehmen. Dass die Realität des täglichen Lebens dann doch vielfach anders aussieht, ist ebenfalls hinlänglich bekannt. Der eben nicht so gesunde Lebensstil ist schon dadurch zu erkennen, wenn wir die durchschnittliche Bevölkerung auf der Straße, in der U-Bahn oder in Einkaufszentren beobachten. Objektiviert wird diese Beobachtung durch diverse Berichte, welche eine starke Zunahme von Übergewicht, Herz-Kreislauf-Erkrankungen und Diabetes in unserer Bevölkerung dokumentieren. Vor allem der Bewegungsmangel hat aber noch weitere, nicht immer sofort ersichtliche Folgen: Muskelabbau, Rückenschmerzen, Osteoporose, ...

In der Theorie wäre für all diese Probleme eine Änderung des Lebensstils die erste »therapeutische« Maßnahme. Dieser Ratschlag wird nicht so gerne gehört, wie ich aus meiner praktischen Erfahrung berichten kann. Dennoch möchte ich die Bereitschaft und den guten Willen von vielen Menschen, etwas an ihrem Leben ändern zu wollen, gar nicht abstreiten. Ein gutes Beispiel ist der Blick in die Fitnessstudios in den ersten drei Wochen eines neuen Jahres. Die Laufbänder und Fitnessgeräte sind gut ausgelastet, es ist nahezu herausfordernd, sein Zirkeltraining ohne längere Unterbrechungen zu absolvieren; die von Trainerinnen und Trainern geführten Fitnessstunden sind ausgebucht. Aber spätestens nach drei Wochen normalisiert sich der Betrieb wieder – und man trifft wieder nur mehr die schon bekannten Stammgäste.

Sowohl das »Ins-tun-Kommen« als auch das »Dranbleiben« sind bekannte Themen und Herausforderungen – es fällt uns eben allen schwer, die Komfortzone zu verlassen. Natürlich kenne ich die Argumente, die es uns im Moment gerade nicht möglich machen, etwas für die körperliche Fitness zu tun: »Ich würde ja gerne joggen gehen, aber jetzt ist es gerade so kalt/heiß/windig/nass.« »Der Tag war sehr anstrengend – bevor ich Sport mache, muss ich mich etwas ausruhen.« (Und mit dem Sport wird es auch nach dem Ausruhen nichts mehr.) Die Zitate könnten noch vielfach ergänzt werden – sie haben wohl eine weitverbreitete Ursache: den »inneren Schweinehund« – dieser dürfte hoch-aktiv sein.

Jetzt kommt die gute Nachricht: Du kannst diese Barriere erfolgreich bekämpfen, meine Frau Béatrice nennt sich nicht umsonst »Deine persönliche Schweinehund-Dompteuse«. Das mag streng klingen, aber, keine Angst, Béatrice ist fröhlich, gut gelaunt, immer mit einem Lächeln im Gesicht. So habe ich sie kennen- und lieben gelernt, und ihre Kundinnen schätzen diese Art ebenso. Ihre persönlichen Eigenschaften zusammen mit der fachlichen Expertise, die sich Béatrice in zahlreichen fundierten Ausbildungen und ihrem Studium (Masterstudium Public Health mit dem Schwerpunkt Gesundheitsförderung und Prävention) erworben hat, tragen zum Gelingen bei, diesen allgegenwärtigen Schweinehund erfolgreich in die Schranken zu weisen. Béatrice hat beispielsweise ein Bootcamp etabliert, welches an zwei Standorten in Parks in Wien regelmäßig stattfindet. Die Tatsache, dass der Spaßfaktor immer eine große Rolle spielt, lässt die Teilnehmerinnen regelmäßig kommen. Übrigens unabhängig von Jahreszeit oder Wetter – bei scheinbar schlechten äußeren Bedingungen ist die Gruppe oft am größten. Andere Rückmeldungen, wie z.B. »Ich kann gar nicht mehr an einer Sitzbank vorbeigehen – ich muss gleich an Béatrice denken und ein paar Übungen machen«, geben genau das wieder, wofür die Programme von Beatrice stehen: Freude an der Bewegung. Dadurch gelingt es ihr, aus dem täglichen Tun eine Gewohnheit zu machen, die man nicht mehr missen möchte.

Was Béatrice ebenso vermitteln möchte, ist beim Lesen dieses Buches unschwer zu erkennen: Für Béatrice ist die Hauptsportart das Laufen. Aber Laufen kann dabei stellvertretend für »Ausdauersport« stehen, denn es gibt ja auch das Radfahren, Schwimmen, Nordic Walken oder Langlaufen, um nur einige zu nennen. Für einen fitten und gesunden Körper brauchst du aber mehr als nur die Ausdauer – Training für den Aufbau von Kraft sowie Dehnung und Beweglichkeit sind ebenso wichtig. Wenn eine Komponente vernachlässigt wird, ist der gesundheitswirksame Effekt gleich viel geringer. Béatrice möchte daher alle drei Komponenten des Trainings zeigen – so wie sie es in der täglichen Praxis bei der Betreuung ihrer Kundinnen macht. Je nach den persönlichen Zielen mögen die Schwerpunkte natürlich etwas variieren, aber die Grundaussage bleibt: Das Training muss abwechselnd sein und alle drei Elemente enthalten. Wie das geht, zeigt Béatrice mit vielen praktischen Beispielen.

Ich möchte noch einmal einen medizinischen Aspekt ansprechen. Es ist bekannt, dass zwei Faktoren über Gesundheit oder Krankheit bestimmen: die persönliche, genetische Voraussetzung und die Einflüsse von außen, wozu in erster Linie der eigene Lebensstil zählt. Die Genetik können wir nicht beeinflussen, die externen Faktoren aber sehr wohl. Hierbei handelt es sich eben um Bewegung, Ernährung und Vermeidung von anderen Risikofaktoren (wie z.B. das Rauchen). Es ist natürlich Gegenstand der wissenschaftlichen Diskussion, wie diese beiden Faktoren in der Entstehung einer Erkrankung zu gewichten sind. Zahlreiche Expertinnen und Experten vertreten die Meinung, dass beide Parameter etwa denselben Stellenwert besitzen. Aufgrund von aktuellen Studienergebnissen bin ich persönlich der Ansicht, dass Lebensstil und Einflüsse von außen sogar noch eine größere Bedeutung haben.

Das bedeutet, dass wir zumindest 50 Prozent des Risikos der Krankheitsentstehung im Alltag selbst beeinflussen können – oder könnten. Béatrice gibt in ihrem Buch wertvolle, im Alltag gut umsetzbare und in der Praxis bereits vielfach erprobte Tipps, wie dies gelingen kann. Sie zeigt dabei, wie sich viele kleine Maßnahmen in das tägliche Leben integrieren lassen – und mit Freude an der Bewegung.

Ganz ihrem persönlichen Credo entsprechend: Bleibe fit, gesund und gut gelaunt!

Univ. Prof. Dr. Johannes Drach
Facharzt für Innere Medizin, Hämatologie und internistische Onkologie

Vorwort

Liebe Leserin, lieber Leser!

- *Ich möchte wieder fitter werden.*
- *Ich wünsche mir, mich in meinem Körper wieder wohlzufühlen.*
- *Sport soll endlich Teil meines Lebens werden – ich weiß nur einfach nicht, wie das gehen soll.*
- *Irgendwie habe ich das Gefühl, dass ich total aus der Form geraten bin.*
- *Ich habe Laufen schon ausprobiert, aber mir ist nach ein paar Minuten die Luft ausgegangen.*

Kommt dir einer dieser Sätze vielleicht bekannt vor? Ich höre sie sehr oft. Von meinen Kundinnen und Kunden – und manche schreit mir auch mein eigener Schweinhund ab und an ins Ohr. Ich habe all diese Aussagen so oft gehört, dass sie mich schließlich zu diesem Buch bewogen haben. Denn ich habe nicht nur diese Fragen gehört, sondern habe mir auch schon X passende Antworten dafür zusammengetragen. Und das sind viele: Denn jede Situation braucht eine andere Antwort.

Es ist nicht immer leicht, diese richtigen Antworten zu finden. Die Gesundheit und der Spaß an der Bewegung stehen für mich immer im Zentrum meiner Arbeit. Meine Mission ist, dich für Bewegung zu begeistern. Und zwar so zu begeistern, dass du nicht nur wirklich dranbleibst, sondern auch *richtig viel Spaß dabei haben wirst.*

Ich weiß, ich weiß – all diese guten Tipps hört man an allen Ecken von Topmodels und Leistungssportlern – und ja, ich kann sie auch nicht mehr hören. Doch ich sag's dennoch, denn ich bin anders. Hier schreibt eine fast 50-jährige sportaffine Frau, die doch einige körperliche und mentale Baustellen ihr Eigen nennen kann. Meine Wirbelsäule ist an drei Stellen ordentlich marode, ich habe Spreiz-Knick- und

Senkfüße, meine Halswirbelsäule ist überstreckt und meine Brustwirbelsäule weist, so der Befund, unzureichende Beweglichkeit auf.

Dennoch: Ich bewege ich mich heute völlig schmerzfrei!

Mein Leben hat auch auf der mentalen Ebene ein paar Spuren hinterlassen. Ich war erfolgreiche Pharma-Managerin – Tag und Nacht erreichbar zu sein, war für mich eine Selbstverständlichkeit. Ich wollte die Welt niederreißen, beliebt, geliebt und gelobt werden. Doch dann kam das Burn-out in einem nicht enden wollenden Weinkrampf. Mein Körper brannte und meine Seele stand in Flammen. Da wusste ich: Es ist Zeit, neue Wege zu gehen. Oder in meinem Fall: neue Wege zu laufen.

Ich war niemals und bin heute keine Leistungssportlerin und kein super-schlankes Fitnessmodel. Für Ballsportarten habe ich mich, sehr zum Leidwesen meines Vaters, niemals begeistern können und auch Mut ist nicht mein größter Freund. Meine Leidenschaft gehört dem Outdoor-Sport – am allerliebsten bin ich laufend in der Natur unterwegs.

Laufen hat mir mein ganzes Leben lang geholfen, Krisen durch den sprichwörtlich langen Atem besser zu meistern. Und das Laufen hat mir auch nach meinem Burn-out den richtigen Ausweg gezeigt.

Ich habe mich völlig neu orientiert, etliche Ausbildungen gemacht und mein Leben völlig umgekrempelt. Heute weiß ich, dass Bewegung für mich immer schon eine Form der Resilienz, also der psychischen Widerstandsfähigkeit, gewesen ist.

Und genau dabei möchte ich auch dir helfen. Denn ein bewegtes Leben macht nicht nur fit und stark, sondern ebenso widerstandsfähig und selbstsicher. Meine Ausbildungen haben mir das Werkzeug dafür in die Hand gelegt, dich genau dorthin zu führen: in ein »bewegtes« Leben. Durch mein Masterstudium »Public Health – Gesundheitsförderung und Prävention« habe ich gelernt, wie wichtig es ist, schon heute die Weichen für das Morgen zu legen. Niemand von uns kann die Zeit anhalten, aber wir können die Steuerfrauen unseres Lebens sein. *Gesundes und fittes Altern – ja, das ist möglich* – und genau das ist es, was ich für dich erreichen möchte.

Selbstverständlich *ohne Leistungsdruck, ohne Selbstoptimierungswahn – dafür aber mit viel Spaß und guter Laune.* Bewegung soll ein wichtiger Teil deiner MeTime sein und deine Batterien wieder aufladen. *Wirf die Waage auf den Müll*, das ist zu meinem Leitspruch geworden. Denn viel wichtiger als die Zahlen auf der Waage ist dein gutes Gefühl, wenn du in Bewegung kommst. Die Kilos purzeln dann schon von alleine. Und als Schokoladefan kann ich hier ebenfalls aus eigener Erfahrung sprechen.

Neben meinen Ausbildungen habe ich sehr viel durch meine unterschiedlichen Kundinnen und Kunden gelernt. All diese Erfahrungen habe ich in dieses Buch gepackt. Jede Kundenstimme ist echt, um die Privatsphäre zu wahren, habe ich alle Namen und einige kleine Details verändert.

Ich bin aber davon überzeugt, dass auch du dich in so mancher Aussage oder Situation erkennen und den für dich passenden Weg herausfinden wirst.

Komm mit mir, reiche mir deine Hand und ich begleite dich hin zu einem neuen Lebensgefühl!

Viel Spaß beim Lesen! Und noch viel mehr Spaß bei der Bewegung,

Eure *Béatrice*

Ein Ziel ohne Plan ist ein Wunsch – wie mir ein Kalenderspruch geholfen hat dranzubleiben

Jederzeit immerzu für Sport motiviert sein? Ich bin das nicht und möchte auch keinesfalls bei dir diesen Eindruck erwecken. Ganz im Gegenteil.

Obwohl ich selbst Lauftrainerin und wahre Meisterin im Schreiben von Trainingsplänen (... für andere?) bin, habe ich selbst nie wirklich nach einem Trainingsplan trainiert. Am Liebsten bin ich in meinem Lieblingstempo für zirka 65 Minuten durch den Wald oder auf meinen Hausberg, den Kahlenberg in Wien, gelaufen. Natürlich habe ich ab und an auch Intervalltraining oder Läufe für die Grundlagenausdauer eingebaut – aber, sagen wir es einmal so: Meistens habe ich mir gedacht: »Hach, das mache ich nächste Woche ...« Oder manchmal: »Ich war heute schon so brav, eine kürzere Einheit durch den Wald ist sicher besser!« In der nächsten Woche haben mir wieder andere Laufeinheiten mehr Spaß gemacht. Die Folge: Ich hatte zwar sicher eine sehr gute Ausdauer, bei den Laufbewerben (ich spreche hier natürlich von der Amateur-Liga) aber bin ich nicht wirklich schneller geworden. Was mich natürlich sehr geärgert hat.

Auch mein Zugang zu Yoga war etwas indifferent: Stundenlanges Atmen und Dehnen unter Anleitung machte mir im Studio keinen Spaß. Als Outdoor-Freak war mir dabei oft die Zeit zu schade, viel lieber wollte ich raus in die Natur. Nachdem ich ja vom Fach komme, wusste ich allerdings: Nur regelmäßiges Yoga wird mir tatsächlich helfen, meine durch das Laufen und die vielen Jahre im sitzenden Berufen entstandenen muskulären Verkürzungen und verklebten Faszien zu reduzieren beziehungsweise wieder geschmeidiger zu machen.

Und mir Plappermäulchen schadet es nicht, einmal ruhig zu sein. Im Yoga geht es allerdings nicht einfach darum, ruhig sein, sondern darum, sich auf sein Inneres zu konzentrieren und sich mit seinem Atem zu verbinden.

Soweit also die Theorie! Die Praxis war ein wenig anders: Ich machte zwar immer wieder zu Hause Yoga, einzig die Konsequenz fehlte mir. Kennst du das auch? Ich denke, es geht vielen so!

Ich gestehe: Ich kaufe mir jedes Jahr einen Kalender mit diesen wunderbaren Sprüchen und Lebensweisheiten. In einem dieser Kalender stolperte ich über einen Spruch, der eine allgemeine Weisheit transportiert: *Ein Ziel ohne Plan ist ein Wunsch!* Hoppla! Das trifft den Nagel auf den Kopf – oder auch die Béatrice voll ins Herz. Plötzlich wusste ich: Ich selbst trainiere ja nur so in den Tag hinein! Ich liebe zum Beispiel Übungen für meine Bein- und Bauchmuskulatur. Dabei vergesse ich aber recht gerne auf all jene Übungen, die für mehr Beweglichkeit meiner Brustwirbelsäule sorgen sollen. Auch die Dinge, die ich schon gut kann, übe ich sehr gerne – all jene Dinge, die mir schwerer fallen, vernachlässige ich gerne. Genau so ging es mir auch beim Laufen: Ich hatte insgeheim immer den Wunsch, wieder etwas schneller zu werden, habe aber die dafür notwendigen Laufeinheiten (die Grundlagenausdauer) sehr gerne vernachlässigt, weil mir diese zu langweilig erschienen ist. Du kannst jetzt hier an dieser Stelle das einsetzen, was du vielleicht recht gerne schleifen lässt.

Mach aus der Not eine Tugend!

Von all meinen Versuchen mit verschiedensten Sportarten habe ich an etwas festgehalten, was ich konsequent täglich praktiziere: meine Wirbelsäulenübungen. Warum? Weil ich vor vielen Jahren große Probleme am unteren Rücken hatte, ein Bandscheibenvorfall sowie ein Knochenmarksödem zwangen mich damals zu einer Bewegungspause von sechs Wochen. Ein Horror für mich!

Vielleicht sollte ich an dieser Stelle etwas weiter ausholen. Seit meiner Kindheit habe ich einen Haltungsfehler sowie Probleme mit meinen Füßen. Ich nahm zwar am »Haltungsturnen« in den frühen 1970er-Jahren teil, aber auf die richtige Ausführung der Übungen hat damals niemand wirklich geachtet. Ich war, um ehrlich zu sein, immer froh, wenn die Stunde vorbei war. Um meine Fußfehlstellung zu korrigieren, musste ich als Kind orthopädische Einlagen tragen. Vielleicht kannst du dich auch noch daran erinnern? Die Einlagen verfärbten sich im Laufe der Zeit dunkel und sahen unansehnlich aus. Na ja, ich habe sie immer heimlich aus den Schuhen genommen. Im Laufe der Jahre haben sich natürlich all diese Fehlhaltungen verschlechtert, die Füße sind weiter nach innen gekippt, ich bin immer mehr in mich zusammengesunken und bekam einen krummen Rücken. (Mehr über die Wichtigkeit von fitten Füßen gibt es im Kapitel »„Nimm deine Füße in die Hand – auch sie haben Streicheleinheiten verdient“ auf Seite 194.)

An meiner nunmehrigen Bewegungspause war ich allerdings auch selbst schuld: Viele Jahre hatte ich die stetigen Rückenbeschwerden aufgrund der Fehlhaltung und der Fehlbelastungen einfach ignoriert. Schon als ich bereits so starke Schmerzen hatte, dass ich kaum mehr die Stiegen steigen konnte, war ich noch laufen, ja ich nahm sogar an einem Laufwettkampf teil! Es war der dumme und falsche Ehrgeiz einer damals nicht mehr ganz jungen Frau – einfach ausgesprochen unvernünftig und ich will jeder davon abraten, es mir gleichzutun. Als ich mich endlich zum Arzt schleppte und dieser meinen MRT-Befund interpretierte, »durfte« ich mich erstmals mit einem echt fiesen Thema auseinandersetzen: Sportverbot!

Für viele unter uns mag das gar nicht tragisch klingen. Meine Güte, bewegen wir uns halt ein bisschen weniger. Doch für mich bedeutete das viel. Sport hatte ich in mein Leben integriert. Es mag sein, dass du dir das in diesem Augenblick nicht vorstellen kannst, wenn du selbst noch nicht sportlich aktiv bist. Ich verspreche dir aber: In einiger Zeit wirst du es verstehen. Wenn dir Sport lieb geworden ist – und das wird es ganz schnell, auch wenn du dir das jetzt noch nicht vorstellen kannst –, dann suchst du dir sogar deine neue Wohnung danach aus, wie du am besten Sport machen kannst.

Nachdem meine Fehlhaltung wirklich schwerwiegend war, stellte mich meine Physiotherapeutin vor die Wahl: »Entweder Sie betreiben gezieltes Rückentraining oder aber die Laufschuhe bleiben eventuell für immer im Schuhschrank.«

Pure Panik stieg in mir auf! Nie (!) wieder laufen? Oder wenn, nur in reduziertem Ausmaß? Laufen war für mich zu diesem Zeitpunkt bereits das geworden, was für andere wohl der Traum vom Fliegen ist. Ich bin nicht besonders schnell und sicher nicht begabt – aber ich liebe es einfach, regelmäßig zu laufen. Laufen bedeutet für mich Freiheit. Laufen lässt mein Herz singen. Laufen hat mich in meinem Leben auch so oft vor Kummer bewahrt, weil ich meinen Kopf wieder »freigelaufen« habe und klarer denken konnte.

Und das sollte ich jetzt aufgeben? Sicher nicht! Ganz sicher nicht! Daher sagte ich mir eindringlich: Was auch immer ich tun kann, um wieder regelmäßig die Laufschuhe schnüren zu können: *Ich werde es tun!*

Also habe ich Step by Step begonnen (am Anfang durfte ich aufgrund des Ödems nur sehr wenige Übungen ausführen), Rückentraining in meinen Alltag zu integrieren. Ein Ödem ist eine Schwellung im Rahmen einer Entzündung und in vielen Fällen schmerzhaft. Zu Beginn hatte ich sogar Schmerzen beim Treppensteigen. Jedes Bücken tat mir weh. Daher war mir bewusst: Ich muss gezielt etwas für meine Haltung tun, um mich sprichwörtlich wieder von innen her aufzurichten.

Ganz egal, wo auf der Welt ich gerade bin – ich reise unheimlich gerne –, meine Yoga-Matte ist nicht nur immer dabei, ich rolle sie tatsächlich täglich aus. Es sind oft nur fünf Minuten, die ich in mein Wirbelsäulentraining investiere, aber ich schwöre dir: Diese Minuten haben mein Leben gleich in mehrfacher Hinsicht verändert. Einerseits gehören Rückenschmerzen nun (fast) der Vergangenheit an (weiche Hotelbetten mag mein Rücken noch immer nicht!). Andererseits habe ich mich auch beruflich auf die Wirbelsäule (und zwar von Kopf bis Fuß) spezialisiert. Egal, ob im Alltag oder beim Sport – mit gezieltem Wirbelsäulentraining kannst du all den »Zivilisationsbeschwerden« entgegenwirken, die wir durch langes und häufiges Sitzen, falsche Schuhe oder schlicht durch Bewegungsmangel haben. Und es gibt eine ganze Menge dieser sogenannten Zivilisationsbeschwerden, die man alle nicht unbedingt braucht: Fußschmerzen, Verspannungen, Schmerzen in der Leistengegend, oftmals auch Kopfschmerzen und viele weitere unangenehme Zustände.

In meinem Fall war das Training für die Wirbelsäule, um wieder laufen zu können, zwar nicht überlebensnotwendig, es hatte aber in meinem Leben bereits eine hohe Priorität errungen. Vor einiger Zeit hat meine Mama erst zu mir gesagt, wie sehr sich meine Körperhaltung mit den Jahren verbessert hat und um wie viel selbstsicherer und größer ich jetzt wirke – und das bei meinen beachtlichen 164 Zentimetern!

Du siehst also: Ich habe in meinem Leben eine neue Gewohnheit etabliert: das Training für meine Wirbelsäule. Ich denke nicht mehr darüber nach, ob und wann ich meine Übungen mache. Das brauche ich nicht mehr, ich tue es einfach, weil ich gewohnt bin, es zu tun. Und das täglich. Ähnlich wie Zähneputzen, duschen ... Gleich nach dem Aufstehen recke und strecke ich mich und bewege meine Wirbelsäule mit einfachen Übungen wie Katze und Kuh aus dem Yoga (in meiner Kindheit sagte man dazu: Katzenbuckel und Pferderücken). Du kannst diese Übung übrigens auch im Stehen machen. Ich brauche dafür nicht mehr als fünf Minuten und habe dennoch schon die Basis für eine mobilere Wirbelsäule gelegt.

Das klingt doch gar nicht so schwierig, oder? Und schon hast du den Tag bewegt begonnen. Vielleicht hast du dir dieses Buch ja gerade deshalb gekauft, weil du regelmäßig Sport machen möchtest. Oder weil du dir immer schon gewünscht hast, dass du diesmal dranbleiben kannst. Weil du gedacht hast – und das zu Recht –, dass du nicht täglich auf die Waage steigen musst, um zu deinem Wohlfühlgewicht und deiner Wohlfühlbewegung zu finden. Dass es einfach Spaß machen darf, sich zu bewegen. Vielleicht hast du aber auch häufig Verspannungen oder Rückenbeschwerden und denkst dir, jetzt wäre es an der Zeit, etwas für deine Gesundheit oder Fitness zu tun. Vielleicht kann ich dir helfen, deine Wünsche zu Plänen zu machen und schließlich zur Gewohnheit werden zu lassen.

»Zwischen 30 und 50 Prozent unseres täglichen Handelns werden durch Gewohnheiten bestimmt, Informationen ändern daran so gut wie nichts«, sagt der britische Sozialpsychologe Bas Verplanken in dem Artikel »Mach es anders« in der Zeitschrift »Zeit Wissen« im Februar 2013.

Das bedeutet: Wenn Gewohnheiten mit unseren Zielen übereinstimmen, sind sie uns nützlich, manchmal sogar überlebensnotwendig. Tun sie das nicht, so stören sie oft nur, rauben uns Zeit, Energie und schädigen manchmal unsere Gesundheit. Denn unser Gehirn kann nicht zwischen guten und schlechten Gewohnheiten unterscheiden: Es kann nicht differenzieren zwischen meiner gesundheitsfreundlichen Gewohnheit, jeden Tag Wirbelsäulenübungen zu machen, und meiner schlechten Gewohnheit, den Kopf wie eine Schildkröte beim Arbeiten am Computer nach vorne zu schieben.

Die gute Nachricht: Wir können uns »umprogrammieren«, sodass wir über bestimmte Gewohnheiten nicht mehr nachdenken müssen. Eben wie das zuvor erwähnte tägliche Duschen oder Zähneputzen. Also Handlungen, die dir so zur Gewohnheit geworden sind, dass sie wie automatisch ablaufen. Der Hirnforscher Gerhard Roth sagt: »Die Konfrontation mit neuen und komplizierten Dingen erfordert Bewusstsein, Aufmerksamkeit und Konzentration – das Gehirn strebt danach zu routinisieren. Was wir benötigen, ist ein Auslöserreiz, der uns daran erinnert, bestimmte Dinge zu tun. Bei unserem Beispiel Zähneputzen kann das schon das ins Badezimmer Kommen sein.«

Am Ende des Kapitels findest du einen Link, der dich zu »meinen« Morgenübungen leitet. Versuche, einen Monat lang täglich diese Übungen zu machen. Du wirst sehen, bald ist es ein lieb gewonnenes Ritual.

In Häppchen zu neuen Gewohnheiten: Bettina turnt die Nackenschmerzen weg

Meine Kundin Bettina arbeitet als virtuelle Assistentin im Homeoffice und hat so das Glück, sich ihren Arbeitsplatz frei gestalten zu können. Deshalb liegt stets die Turnmatte ausgebreitet neben ihrem Schreibtisch – sie hat sie immer im Blick und stolpert am Weg zur Toilette sogar darüber. So kann sie nicht mehr auf ihre Übungen vergessen. Jahrelang litt sie unter den klassischen Beschwerden, die ein Beruf, bei dem man hauptsächlich sitzt, so mit sich bringt: schmerzhafte Verspannungen in Schulter- und Nackenbereich sowie latente Rückenschmerzen. Ihre Übungsreihe für einen weicheren Nacken und weniger Rückenschmerzen nimmt in Summe nicht mehr als sieben Minuten pro Tag in Anspruch. Bettina hat ihren Arbeitsalltag in den letzten Jahren etwas umprogrammiert und hat nun ihre fixen Bewegungselemente – und auf diese Weise hat sie gleichzeitig eine neue Gewohnheit etabliert, über die sie nicht mehr nachdenken muss.

Einerseits hat sie sich daran »gewöhnt« täglich ihre Übungsreihe zu absolvieren. Andererseits hat sie die Erfahrung gelehrt: »Wenn ich meine Nackenübungen nicht täglich mache, werde ich bald wieder Spannungskopfschmerzen bekommen.« Und auf diese kann sie, wie du dir sicher gut vorstellen kannst, sehr gut verzichten.

Falls du dir, während du diese Zeilen liest, gerade denkst: »Ha, ich kann das nicht machen, ich arbeite ja in einem Großraumbüro« – dann muss ich dich enttäuschen – Sorry! Klebe dir ein »Post it« auf deinen Computer und lade dir eine App mit Erinnerungsfunktion auf dein Smartphone. Entweder führst du gemeinsam mit deinen Kolleginnen und Kollegen eine »bewegte Bildschirmpause« ein (sie werden es dir sicherlich danken!) oder aber du machst deine Übungen auf dem stillen Örtchen. Ja, das geht auch!

Aus der Gehirnforschung wissen wir: Unser Gehirn braucht zwischen 66 und 254 Tagen Zeit, bis es eine neue Gewohnheit entwickelt und du nicht mehr darüber nachdenken musst, ob du eine bestimmte Tätigkeit tun möchtest oder nicht. Warum so lange? Die alten Gewohnheiten hat unser Gehirn bereits im Langzeitgedächtnis abgespeichert und es ist daher schwierig, dieses wieder zu löschen. Ziel wäre es, wenn du, ohne groß nachzudenken, dreimal die Woche Sport machst. Schaffen kannst du das am besten, indem du wirklich eine Regelmäßigkeit in die neue Tätigkeit bringst. Daher empfehle ich dir, mit kleinen Häppchen täglich zu starten. Natürlich kostet das ein bisschen Überwindung am Anfang, aber es bringt dir auch täglich Glücksmomente, wenn du dich aufgerafft hast. Starte am besten gleich in der Früh mit deinen Übungen, dann weißt du, dass du sie schon erledigt hast. Du kannst dich wirklich sehr gut selbst damit überlisten: Starte schon, bevor dein Gehirn wirklich realisiert, was passiert und nach Ausreden sucht.

Wenn wir uns das Beispiel von Bettina ansehen, nehmen ihre Übungen nicht mehr als fünf bis sieben Minuten in Anspruch. Ich habe gemeinsam mit ihr ein kurzes Basisprogramm zusammengestellt, welches sie ohne Probleme jeden Tag ausführen kann. Wichtig dabei ist es, dass diese Übungen überall und ohne große Hilfsmittel auszuüben sind. Denn wir wollen unserem Gehirn ja nicht die Möglichkeit geben, nach Ausreden zu suchen. Oder?

Unabhängig davon, ob Bettina zu Hause arbeitet oder auf Geschäftsreise ist: Diesen minimalen Zeitaufwand kann sie täglich für ihre Gesundheit und ihr Wohlbefinden erbringen. Aber das betrifft nicht nur Bettina: Fünf Minuten kann jeder von uns in seinen Tagesablauf integrieren!

Zusätzlich zu diesem Basis-Kurzprogramm haben wir ein zweites Workout zusammengestellt: eine Übungsreihe, die sowohl die Rumpfmuskulatur stärkt als auch die Wirbelsäule fit und beweglich erhält. In diesem Programm befinden sich einige etwas anspruchsvollere Übungen, die Bettinas Muskulatur zum Glühen bringen. Danach aber entspannt und dehnt sie auch optimal. Wann immer Bettinas Zeit es erlaubt, baut sie auch dieses längere Programm (es dauert maximal 25 Minuten) in ihr Training ein.

Bettina selbst erzählt das über ihre Erfahrungen: »Am Anfang habe ich täglich nur mein kurzes Basisprogramm gemacht – das macht zwar nicht so viel Spaß, aber ich wusste: »Wenn ich das jetzt nicht durchziehe, werde ich meine Nackenbeschwerden nie wieder los. Zweimal pro Woche habe ich mir fix in den Kalender notiert, dass ich das ›Langprogramm‹ machen soll. Von Woche zu Woche habe ich bemerkt, dass meine Muskulatur immer stärker wurde – und ehrlich gesagt, das hat mich ordentlich motiviert!

Oft nehme ich mir vor ›nur‹ schnell mein Basisprogramm abzuspulen ... und dann liege ich schon auf der Matte und denke, aber ja, jetzt könnte ich ja noch eine Übung aus dem anderen Programm machen. An anderen Tagen habe ich weniger Zeit oder auch Lust und weiß: Wenn ich mein Kurzprogramm geturnt habe, ist das für mich toll und ich habe meinen Plan erfüllt.«

So schaffst du es dranzubleiben – meine Wohlfühltipps

Im Laufe meines (Sport-)Lebens und natürlich auch dank meiner Kunden habe ich so einige Tipps und Trick getestet und erfahren, die wichtig (oder auch manche weniger wichtig) zum Durchhalten, für die Motivation und die richtigen Schubser zur Lebensstil-Änderung sind. Über die Jahre habe ich erkannt, dass fünf Punkte die wichtigsten sind.

- *Überfordere dich nicht:* Überlege dir im Vorfeld konkret, wie groß dein Zeitbudget für Sport ist. Meist ist es gerade zu Jahresbeginn einfach zu sagen: »Ab jetzt werde ich täglich eine halbe Stunde Sport machen.« Die ersten Tage wirst du das sicherlich noch durchhalten – aber in spätestens einer Woche, wirst du vermutlich nur mehr zehn Minuten Zeit für deine Sporteinheiten finden und sie auf den Tag darauf verschieben. Und ja, irgendwann hast du das Projekt »Regelmäßig Sport machen« aufgegeben oder auf das nächste Jahr verschoben. Was bleibt, ist dann meist nur mehr großer Frust.

- *Definiere Zwischenziele:* Realistische Zwischenziele machen glücklich und halten die Motivation aufrecht. Warum ich das weiß? Weil es mir in vielen Bereichen genauso geht, es gibt nur unterschiedliche »Baustellen«, die es zu bearbeiten gibt. So mache ich aus eigenem Antrieb täglich Sport. Mein Schweinehund sitzt fett in meiner Wohnung und grunzt: »Wozu aufräumen und Wäsche machen? Es ist doch viel gesünder, wenn du jetzt noch eine Runde laufen gehst. Und du solltest auch mal wieder im Facebook surfen.« So, und jetzt gestehe ich es offiziell: Ich bin von Kindheit an ein – wie man auf Wienerisch so schön sagt –»Schlampertatsch«. (Für die deutschen Nachbarn: ein ziemlich unordentlicher Mensch.)

  So schaffe ich es zum Beispiel nicht, auf einen Satz ein Zimmer komplett aufzuräumen. Mittendrin bekomme ich einen unendlichen Frust, sehe nur mehr Dinge, die ich wegräumen sollte, und sie werden einfach nicht weniger. Dann mache ich oft schnell die Türe zu und nehme mir vor, am nächsten Tag alles schön zu schlichten. Du kannst dir sicher vorstellen, wie die Geschichte ausgeht! Genau ... so richtig in Schwung komme ich dabei nicht. Niemals eigentlich. Und Freude macht es mir erst recht nicht. Ich schiebe dann lieblos einen Gegenstand nach dem anderen von einer Ecke in die andere.

  Dieses Muster zu überwinden half ein Tipp einer lieben Bekannten. Sie ist Raumexpertin und kennt sich naturgemäß mit dem Aufräumen sehr gut aus. Sie riet mir: »Widme dich in einer definierten Zeit einzig und allein dem Aufräumen eines bestimmten Teilbereichs, verzettle dich dabei nicht. Wichtig ist: Wähle eine Zeitspanne aus, die für dich machbar und realistisch ist. Nimm dir ein Regal nach dem anderen vor, definiere mit jeder Einheit ein Zwischenziel für dich.«

Umgelegt auf Sport sehe ich das so: Wenn du gerne an einem Laufwettbewerb über fünf Kilometer teilnehmen möchtest, dann strebe zunächst ein Zwischenziel von drei Kilometern an. Ist es dein Ziel, durch regelmäßige Bewegung und eine Ernährungsumstellung zehn Kilo an Gewicht zu verlieren, dann strebe zunächst fünf Kilo Gewichtsverlust – und das in einer realistischen Zeitspanne – an.

Mir hat die App »be focused« dabei geholfen, mein Büro endlich aufgeräumt zu haben. Ich habe täglich 30 Minuten dafür investiert und mir wirklich nur ein Regal oder nur eine Lade als Zwischenziel vorgenommen. An vielen Tagen habe ich weit mehr als 30 Minuten mit dem Ausmisten und Umräumen meines Büros verbracht.

Nachdem die »Vorgabe« allerdings in nur »30 Minuten als Pflichtprogramm« bestand, habe ich diese zusätzliche Aufräumzeit als nicht belastend empfunden. Womit wir wieder bei Bettina wären ...

- *Ein Ziel ohne Plan ist nur ein Wunsch.* Egal was du erreichen möchtest: Lege dir ein konkretes Ziel zurecht. So oft höre ich von meinen Kundinnen den Neujahrsvorsatz: »Ich möchte fitter werden.« Leider kann unser Gehirn mit dieser Vorgabe überhaupt nichts anfangen. Stelle dir daher die Frage: *Was möchte ich wann erreichen?* Ist es das Ziel, dass du ohne Schnaufen die Treppen hinauflaufen kannst? Möchtest du das erste Mal an einer Laufveranstaltung teilnehmen und in einer bestimmten Zeit ins Ziel kommen? Möchtest du in einem vordefinierten Zeitraum eine bestimmte Anzahl an Kilos verlieren? Willst du bei der nächsten Gesundenuntersuchung bessere Blutwerte haben?

Definiere dein Ziel konkret und egal, was es ist: Schreibe es dir auf! Wenn du etwas möchtest, dann visualisiere es! Schneide dir Bilder dazu aus und bastle dir eine Collage. Anschließend steuere systematisch und wenn möglich mit einem konkreten und realistischen Zeitplan dein Ziel an. Ein Plan darf dich schon fordern, er sollte dich aber niemals überfordern.

Als ich mich im November 2017 spontan dazu entschlossen habe, den Marathon in New York zu laufen, wusste ich: Ohne Plan und ohne definierte Zwischenziele werde ich nicht schmerzfrei ins Ziel kommen. Klar, ich bin sportlich, aber ohne ein zielgerichtetes Training kann auch für mich ein Marathon wirklich gesundheitsschädigend sein. Mein Mann Johannes hat mir einen Plan geschrieben, der optimal in mein Leben und in mein Zeitbudget gepasst hat. Johannes ist nicht nur Facharzt für Innere Medizin mit dem Schwerpunkt medikamentöse Tumortherapie, nein, er ist genau wie ich Lauftrainer. Und so nebenbei kennt er natürlich als Ehemann meine sehr unregelmäßigen Zeitvalenzen für mein eigenes Training. Aber: Der Vorteil eines personalisierten Plans liegt klar auf der Hand: Mein Trainingsplan ist rund um mein Leben (beruflich und privat) gebaut worden. Sport ist zwar ein wichtiger Aspekt in meinem Leben, aber ich liebe es auch, Zeit für meine Bücher zu haben (ich bin eine richtige Leseratte), mit meinen Freundinnen ausgiebig zu plaudern oder einfach einmal nichts zu tun. (Regeneration ist ja schließlich für Körper und Geist wichtig.)

Als Zwischenziel haben wir einen Halbmarathon definiert, bei dem ich meine Zeiten gegenüber den letzten Jahren deutlich steigern sollte und auch gesteigert habe. Um mich noch klarer mit dem Thema »Dehnen und Faszientraining« auseinandersetzen zu können, habe ich sogar zwei Yoga-Lehrer-Ausbildungen gemacht. Ich

wollte noch genauer lernen, wie die einzelnen Asanas zusammenhängen, um mir – und natürlich auch meinen Kunden – noch bessere Hilfestellung geben zu können. Seither gehört Yoga zum fixen Bestandteil meines Lebens und wurde tatsächlich zu einer liebgewordenen neuen Gewohnheit.
Was soll ich dir sagen? Der Marathon in New York – es war mein erster Marathon – wird mir wohl für immer in Erinnerung bleiben. Dank großartiger Planung und eines passenden, auf mich zugeschneiderten Trainings bin ich genauso ins Ziel gekommen, wie ich es mir zuvor visualisiert hatte: mit einem dicken Grinsen im Gesicht und: völlig schmerzfrei!

- *Zusammen ist man nicht allein:* Such dir einen Buddy, einen Kameraden oder eine Kameradin, für dein sportliches Dranbleiben. Wenn du dich mit deiner Freundin zum Sport verabredest, dann wirst du eher den Termin einhalten. Denn für sich selbst eine Ausrede zu finden, geht recht einfach – der Freundin irgendeine Geschichte vorzugaukeln und sie dann alleine laufen zu lassen, ist sehr viel schwieriger. Außerdem möchtest du ja auch deine Freundin sehen ...
  Für mich sind lange und langsame Läufe eine Qual. Und daher habe ich mich dafür oftmals mit Freundinnen oder Bekannten verabredet. Oft sind sie dann einen Teil der Strecke mit mir gelaufen, wir haben geplaudert und so ist die Zeit für mich wie im Flug vergangen. Den restlichen Teil der Strecke habe ich allein durchgehalten. Natürlich kommt dieser Tipp nur für dich in Frage, wenn du gerne in Gesellschaft sportelst. Viele hängen beim Sport gerne ihren eigenen Gedanken nach und genießen einfach die Stille.
- Tue Gutes und rede darüber: Wir können uns die sozialen Medien für unsere Ziele zu Freunden machen. Poste auf deinem Profil, was du für ein sportliches Ziel hast.

Informiere deine Freunde darüber, dass du dranbleiben möchtest und vielleicht zusätzliche Motivation brauchst. Nimm an »Challenges« teil (die sind meist gratis), die in Facebook-Gruppen angeboten werden. In einer Gruppe, auch in virtuellen Gruppen, ist es oft noch leichter, sich zu motivieren, und du findest Gleichgesinnte.
So wusste ich, dass es für mich kein Zurück gab, wenn ich auf meinen sozialen Profilen meinen Plan postete, am New-York-Marathon teilzunehmen. Die Interaktion und Anteilnahme war sehr groß und als Dankeschön für das Daumendrücken habe ich mich dann bei all meinen Followern live von der Strecke in New York gemeldet.

Be active - so kann ich dir helfen

Auf *www.beatrice-drach.com/diesmal-schaffst-du-es-anmeldung* kannst du dir kostenlos ein Worksheet laden, um dein Ziel leichter zu erreichen. Für die audiodativen Typen gibt es dieses Worksheet übrigens auch als Audiodatei.
Und höre dir auf meiner Seite die Podcasts zum Thema an!

- Ziele setzen.
- Wie du ohne Rückenschmerzen in den Tag startest. (Diese Episode gibt es auch als Blogartikel »Ohne Rückenschmerzen in den Tag« mit Erklär-Bildern.)

Wertsache »Ich« – Sport kann dir helfen, Stress abzubauen

Veronika kommt zu mir ins Personal Training. Sie ist 40 Jahre alt, Mutter einer kleinen Tochter und Unternehmerin eines kleinen Betriebs. In letzter Zeit verschiebt Veronika immer häufiger unsere Termine, sie ist oft krank oder vergisst unsere gemeinsamen Trainingseinheiten. Bei ihrem letzten Besuch fällt mir schon an der Tür auf, dass sie sich verändert hat. Sie hat zwar durch die regelmäßigen Sporteinheiten und bewusste Ernährung an Gewicht verloren –, aber dennoch bleibt mein Blick sofort an ihren Augen und ihrem Gesichtsausdruck hängen und ich mache mir sofort Sorgen. Jede Fröhlichkeit und Lebhaftigkeit ist einer ausdruckslosen Mimik gewichen. Die Augen sehen müde aus und Veronikas gesamte Körperspannung verrät mir, dass sie sich schlecht fühlt. Nachdem Veronika vermehrt über Rückenbeschwerden klagt, stehen zu Beginn unserer Trainingseinheit stets Entspannungsübungen auf dem Programm.

Gerade die bewusste Atmung (ich arbeite sehr viel nach den Prinzipien von Pilates) entspannt die Muskulatur bereits in kürzester Zeit. Wenn es eine Übung gibt, die wirklich alle meine Kunden zum wohligen Schnurren bringt, dann jene: Du legst dich auf den Rücken, stellst deine Beine auf und bettest deinen Hinterkopf auf einen nur halb aufgeblasenen Pilatesball und nun ziehst du mit deiner Nase imaginäre Kreise auf der Zimmerdecke. Diese Übung entspannt deine Nackenmuskulatur – und ist extrem angenehm.

Veronika legt sich also auf die Matte, bettet ihren Nacken auf den Ball – und fängt plötzlich an zu weinen. »Es tut mir so leid«, schluchzt sie, »ich habe schon seit Wochen keine Minute mehr Zeit für mich. Ich kann einfach nicht mehr.«

Die Waagschalen werden ungleich

Das Erschöpfungssyndrom hat viele Gesichter und hat fast immer mit einem Ungleichgewicht zwischen Anforderung und Regeneration zu tun.

Wir werden täglich mit jeder Menge Anforderungen und Konflikten konfrontiert. Du willst gleichzeitig eine Supermama, tolle Partnerin für deinen Mann und top im Job sein. »Nebenbei« soll die Wohnung wie im Hochglanzmagazin aussehen und deine Familie nur Selbstgekochtes essen. Dazwischen heißt es noch die nächste Präsentation vorzubereiten, die Dienstreisen zu planen und dein Kind vom Ballett abzuholen und alle Hausübungen zu kontrollieren.

Auf der anderen Seite der Waage finden sich unsere Ressourcen: ein gesichertes Einkommen, aktive Regeneration mit Hobbys, Sport und regelmäßigen Urlauben. Auch unsere familiären und freundschaftlichen Netzwerke sollten uns Halt geben und die Batterien in der freien Zeit wieder aufladen.

In meinen Vorträgen versuche ich, den Ausgleich zwischen Belastung und Regeneration mit dem Bild zweier Waagschalen zu vergleichen. Das Ziel sollte eine Waage sein, deren Waagschalen im Gleichgewicht sind. Auf der einen Seite ist die Arbeitswelt, der Alltag mit all seinen Anforderungen, und auf der anderen Waagschale ist die Freizeit, die *MeTime*, in der du deine Batterien wieder aufladen kannst.

Ja, wir brauchen den positiven Stress (den »Eustress«),

um in der Früh überhaupt aus dem Bett zu kommen. Das Hormon Cortisol hilft uns dabei aufzuwachen, in den Tag zu starten und konzentriert zu bleiben und ist durchaus nicht nur ein »böses Hormon«. Wenn du zum Beispiel vor einem Auftritt oder einer Präsentation stehst, dann gibt dir dieses Hormon die notwendige Grundspannung, um nicht müde im Sessel zu hängen.

Erst wenn unser Körper das Stresshormon Cortisol über längere Zeit nicht mehr abbauen kann, geraten wir in eine chronische Stresssituation. Das macht krank. Gegen Abend sollte der Cortisolspiegel sinken, um dem Schlafhormon Melatonin Raum zu geben. Bewegung kann dir übrigens dabei helfen, am Ende eines Tages das Stresshormon abzubauen.

Stressverstärkende Muster und Gedanken – ein Frauenproblem?

Als Gesundheitstrainerin sehe ich es fast täglich: Frauen können sich meist weit weniger gut abgrenzen als Männer. Während der Göttergatte gerade für den nächsten Ironman trainiert (»Ich habe in der Früh Schwimmtraining«), schafft es seine Partnerin oft nicht einmal zur wöchentlichen Yoga- oder Outdoor-Trainingsstunde. Sie kümmert sich um die Hausübungen der Kinder, geht arbeiten und checkt meist den Haushalt. Bitte versteht mich nicht falsch – ich begrüße jede Form von körperlichem Training für Männer und für Frauen! Einzig: Die Balance muss in der Partnerschaft stimmen. Wichtig zu betonen ist mir aber: Es sind nicht die Männer die Bösen! Meist nehmen sie gar nicht wahr, dass ihre Frauen Unterstützung benötigen. Sprechen wir unsere Männer doch darauf an, dass auch wir unsere *MeTime* brauchen. So wie meine Kundin Lisa: »Mein Mann zieht den

Kindern oft Kleidung an, die farblich nicht ganz zusammenpasst. Ich nehme das aber gerne in Kauf, denn mir ist meine Yoga-Stunde wichtiger als die Farbkombination der Kinderkleidung. Und meine Kinder finden es überhaupt sehr lustig, wie Papa sie anzieht.«

Der psychologische Psychotherapeut Gert Kaluza definiert fünf Stressverstärker:

- Sei perfekt!
- Sei beliebt!
- Sei stark!
- Sei vorsichtig!
- Ich kann das nicht!

Auch ich kann mich da nicht ausnehmen, denn es ging mir jahrelang genauso: Ich wollte immer gelobt werden und gefallen, alles richtig perfekt machen und stark sein. Der Hintergrund dafür waren meine stressverstärkenden Gedanken.

Meist sind es zwei stressverstärkende Gedankenmuster, die dein Handeln dominieren. Für mich galt es jahrzehntelang (und natürlich ertappe ich mich auch heute noch dabei), beliebt und stark zu sein. Ich wollte mir keine Schwäche eingestehen, habe gearbeitet bis zum Umfallen, um es jedem recht zu machen und um am Ende des Tages beliebt zu sein. Nun so viel vorweg, mich haben diese stressverstärkenden Gedanken krank gemacht.

Versuche deinen Stress zu erkennen – Meine Tipps zum Wohlfühlen

Werde die Detektivin deiner Stresssituation! Was stresst dich im Leben? Nimm dir Zeit und gehe für dich in Ruhe durch, welche stressverstärkenden Gedanken dir diesen Stress bescheren? Nimm dir für diese Übung Zeit und male oder schreibe zum Beispiel mit bunten Stifte all die Dinge und Gedanken auf, die dir dabei in den Sinn kommen. Selbstverständlich beinhalten deine Verhaltensweisen auch viel Positives. Ich möchte dir nur dabei helfen, dass du nicht »zu viel« des Guten tust und so ausgelaugt und ausgenutzt wirst – und keine Zeit mehr für dich und deine *MeTime* bleibt.

Flashback: Als ich das Weinen nicht mehr stoppen konnte

Mit Mitte 30 saß ich im Zug auf dem Weg nach Hause. Hinter mir lagen einige Tage mit viel Arbeit, vielen Terminen und wenig Schlaf. Aber genau genommen haben sich diese Tage nicht allzu sehr von jenen zuvor unterschieden. Zeitig in der Früh aufstehen, hektisch den digitalen Kalender checken, vor dem Frühstück E-Mails beantworten, die in der Nacht aus den USA eingegangen waren. An vielen Tagen führte mich mein Weg unmittelbar nach dem Läuten des Weckers um fünf Uhr früh zum Flughafen, um mit einer der ersten Maschinen zu einem Meeting zu fliegen. Im schicken Etuikleid und mit hohen Schuhen – ich wollte schließlich meine geringe Körpergröße kompensieren – verkörperte ich den Inbegriff einer jungen und dynamischen Karrierefrau: immer lächelnd, immer gut aufgelegt, immer für alle da.

Im tiefsten Inneren fühlte ich mich allerdings seit Monaten erschöpft, kraftlos und unendlich müde. Ich litt unter Kopf- und Bauchschmerzen, die ich auch immer wieder medizinisch abklären ließ. Der Körper ist meistens viel schlauer und intuitiver als der Verstand und sendet Warnsignale aus. Meine damalige Chefin zeigte sich zwar beunruhigt, meinte aber im selben Atemzug: »Béatrice, aber heute würde ich schon noch die Budgetaufstellung für das nächste Quartal brauchen.« Ich hatte damals eine Führungsposition in der Pharma-Branche inne, arbeitete an nationalen und internationalen Projekten und befand mich eigentlich die meiste Zeit im Flugzeug oder im Auto. Gewissenhaft nickte ich bei solchen Anweisungen und setzte mich wieder vor den Computer. Ich hatte immer das Gefühl, dass ich alles sofort und sehr gewissenhaft erledigen muss, damit mich alle Leute mögen und toll finden.

Zurück zur Zugfahrt. Während die Landschaft an mir vorbeizog, rauschte es immer mehr in meinem Kopf. Und plötzlich schossen die Tränen in meine Augen und ich konnte nicht mehr aufhören mit dem Weinen. Wenn jemand mich gefragt hätte, warum ich denn gerade so verzweifelt bin, ich hätte es nicht beantworten können. Doch irgendwie fühlte es sich nicht traurig, sondern unendlich befreiend an. Mein Partner und heutiger Ehemann saß mir gegenüber. Er hat kein Wort gesprochen, sondern mich nur sanft am Arm gestreichelt. Als mein Tränen endlich versiegten, meinte er nur: *»Am Montag gehst du zu einem Kollegen, der auf Burn-out spezialisiert ist. Und du wirst nicht arbeiten gehen.«*

Diese Sätze lösten ihn mir eine unendlich tiefe Ruhe aus, jemand anderer wird sich um mich kümmern. Ich werde am Montag in der Früh nicht in die Arbeit gehen. Ich darf und kann schlafen. Denn auch ich darf einmal in den Krankenstand gehen, doch meine stressverstärkenden Gedanken – »Sei stark« – haben dies für mich immer zu verhindern gewusst.

Lass es nicht zum Burn-out kommen!

Wie du dir vielleicht vorstellen kannst, hat der Neurologe, dem ich mich anvertraute, das Burn-out-Syndrom (Ausgebrannt sein) diagnostiziert, bei dem es sich vordergründig um ein Erschöpfungssyndrom handelt.

Was es wirklich ist, das lasse ich am besten die Expertin Nedjeljka Baldass, Fachärztin für Psychiatrie, persönlich erklären: »*Das wichtigste Kriterium ist: Burn-out entsteht immer im Arbeitszusammenhang. Ein erhöhtes Risiko für Burn-out besteht bei hochmotivierten und sich langfristig überfordernden Menschen.*

Patienten, die zu mir kommen, klagen über eine emotionale Erschöpfung, ein Gefühl der Überforderung und des Ausgelaugtseins, Energiemangel, Tagesmüdigkeit, Niedergeschlagenheit, Schlafstörungen, Konzentrationsstörungen sowie körperliche Beschwerden wie belastungsbedingte Magen-Darm-Beschwerden, Verlust des beruflichen Idealismus, Frustration sowie das subjektive Erleben der Minderung der eigenen beruflichen Kompetenz und Leistungsfähigkeit.«

Findest du dich in dieser Beschreibung wieder? Wenn du einige dieser Symptome bei dir feststellst, dann scheue dich bitte nicht, einen Arzt aufzusuchen. Ich selbst habe viel zu lange versucht, all meine Symptome zu negieren.

Die Akkus sind leer

Ich habe es am eigenen Leib erfahren: Ein Burn-out kommt nicht von heute auf morgen, es ist ein langsamer und schleichender Prozess, der mit Überforderung und dem »nicht Erkennen der Überforderung« einhergeht. Ich bin mit meiner Selbstüberforderung, dem Sich-selbst-überholen-Wollen, sicher kein Einzelfall gewesen.

Ich fühlte mich zwar müde und erschöpft, litt aber selbst während sehr stressiger Zeiten nie unter depressiven Verstimmungen. Und natürlich war regelmäßige Bewegung immer Teil meines Lebens. Die Laufrunden oder die Gymnastik im Hotelzimmer haben mich offensichtlich relativ lange über Wasser gehalten und Depressionen verhindert.

Ich lade dich noch einmal ein, dir zu überlegen, ob und welche stressauslösenden Gedanken du dir vielleicht selbst machst. Vielleicht dürfen auch einmal fünf gerade sein? Das Essen darf vom Lieferservice sein und die Wohnung muss nicht immer aussehen wie im Werbeprospekt.

Besonders wichtig zu wissen, ist: Jeder kann von Burnout betroffen sein. Die vormals berüchtigte »Managerkrankheit« macht vor keinem Beruf halt. Die meisten Betroffenen berichten allerdings genau das, was ich fühlte: Die Akkus sind leer.

Stress und der weibliche Zyklus

Dauerhafter Stress beeinflusst oft den weiblichen Zyklus negativ. Ärztinnen und Ärzte haben schon länger einen Zusammenhang zwischen Stress und Ovulation (Eisprung) vermutet. Nun konnte die Wissenschaft in einer aktuellen Studie diese Verbindung beweisen. Es zeigte sich, dass es bei Frauen mit hohem Spiegel des »Enzyme alpha Amylase« (einem »Stressmarker«) um 29 Prozent länger dauerte, schwanger zu werden.

Unser Körper weiß offenbar, dass Zeiten von Stress kein idealer Zeitpunkt sind, um schwanger zu werden, sprich: einen wachsenden Organismus gesund auszutragen. Es gibt von der Wissenschaft unterstützte Methoden, um den Effekt von Stress besser managen zu können. Die amerikanische Fertilitätsspezialistin Aelion Brauer erklärt dies in einem Interview für die US Ausgabe der Zeitschrift Shape im September 2019 wie folgt: »Stresshormone wie Cortisol können die

Kommunikation zwischen dem Gehirn und den Eierstöcken unterbrechen, dies kann zu einem unregelmäßigen Eisprung und damit zu einer schwierigeren Empfängnis führen.« Ihr Rat: »Treibe moderate körperliche Aktivität (ein bis fünf Stunden pro Woche) und führe zusätzlich meditative Entspannungsformen wie Yoga aus.«

Der gesunden Ernährung *(»regelmäßig und gesund essen«)* kommt laut Aelion Brauer ebenfalls ein wichtiger Stellenwert zu: »Wenn das Körpergewicht zu gering ist, dann werden zu wenige Hormone produziert, welche für die Empfängnis verantwortlich sind. Wenn der Zyklus der Frau unregelmäßig wird, insbesondere wenn diese mit einer Veränderung der Ernährung zusammenfällt, ist das ein Warnsignal. Dem Körper sollte die richtige Form von energiereicher Ernährung zugeführt werden, bis sich der Zyklus wieder normalisiert hat.«

Daher ist es gut zu wissen: Wenn du unter einem unerfüllten Kinderwunsch leidest oder aber deine Menstruation sehr unregelmäßig ist, könnte anhaltender Stress ein Grund dafür sein. Es zahlt sich vielleicht aus, darüber nachzudenken. Überlege, was dir wirklich guttun könnte.

Kill deine Stresshormone!

Bewegung gehört seit meiner Jugend zu einem angelernten Muster, um mit Stress umzugehen. Meine Mama erzählt heute noch gerne, dass ich aus der Schule kam, in meinem Zimmer die Musik eingeschaltet habe und fast eine Stunde auf der Stelle gelaufen oder wie wild durch das Zimmer getanzt bin.

Viele Jugendliche haben Boxsäcke zu Hause, um sich

abzureagieren. Meine ehemalige Schulfreundin Lisa hat sich jeden Nachmittag auf die Reckstange im Hof geschwungen und dort stundenlang trainiert. Mein Bruder hingegen hat sich fast immer im Schlaf am besten regeneriert und ging in Zeiten, in denen der schulische Stress überhandnahm, recht früh ins Bett. Für uns war dies offensichtlich unbewusst eine Möglichkeit, mit Stress umzugehen.

Doch diese »Bewältigungsstrategie« kommt im »Erwachsenen-Alltag« einfach zu kurz und daher überfluten Stresssituationen den Körper. Du hast Termindruck, Konflikte in der Partnerschaft und im Berufsleben und vielleicht kündigt sich gerade eine Verkühlung an.

Konfliktsituationen in deinem privaten oder beruflichen Umfeld führen fast immer zu enormen Stressbelastungen im Körper. Und diese äußern sich vielfältig in typischen körperlichen Verhaltensweisen. Du kennst das wahrscheinlich: hochgezogene Schultern, steifer Hals, Kopfschmerzen, oft auch Verdauungsprobleme. Auf mentaler Ebene kommt es meist zur Konzentrationsschwäche, Energielosigkeit bis hin zu Depression. In diesen Zeiten von chronischem Stress produziert unser Körper vermehrt das Stresshormon Cortisol – wir stehen dadurch fast ständig wie unter Strom (und fühlen uns oft genauso). Stress verhindert, dass wir sachlich über ein Problem nachdenken können – die Emotionen schlagen voll zu.

Die gute Nachricht ist: Körperliche Bewegung führt zum Abbau von Cortisol und bekämpft somit dessen zersetzende Auswirkungen auf unseren Körper. Gerade Ausdauersportarten wie Laufen (natürlich kannst du auch Nordic Walken oder Radfahren) eignen sich besonders gut, um den Cortisolspiegel im Blut zu senken. Die rhythmische Bewegung beim Ausdauersport entlastet die Psyche und führt zu einem geförderten Wohlbefinden. Unzählige Studien haben sogar gezeigt, dass bei gut trainierten Läuferinnen der Puls auch in stressigen Arbeitssituationen niedriger ist, verglichen mit untrainierten Personen in ähnlichen Belastungssituationen. Ein niedriger Puls führt dazu, dass dein Herz wesentlich ökonomischer arbeitet und du ein geringeres Risiko für Herz-Kreislauf-Erkrankungen hast. Selbstverständlich hat eine Vielzahl anderer sportlicher Aktivitäten denselben Effekt.

Meine Kundin Andrea hat gerade in Phasen von großer beruflicher Anspannung immer ihre Badetasche gepackt. Im Hallenbad nach der Arbeit ihre Länge zu schwimmen, das ist genau die Art von Bewegung, die ihrem Körper und ihrer Seele guttut. Und genau darum geht es: Suche dir die Sportart, die dir guttut und bei welcher du am besten abschalten kannst.

Dass Sex auch bei Stressabbau hilft, weiß die Sexualberaterin Nicole Siller: »*Wohltuende Sexualität hat viel mit Genuss zu tun. Mit Anspannung und Entspannung. Mit Glücksgefühlen. All das tut gut und dient natürlich auch dem Stressabbau. Tendenziell bauen eher die Männer durch Sex Stress ab, während Frauen öfter entspannt sein wollen, um Sexualität zu genießen. Gut ist es dann, sich mal wieder verführen zu lassen bzw. zu verführen. Viele kennen das Gefühl des Stressabbaus durch Selbstbefriedigung – auch das ist gelebte Sexualität.*«

MeTime ist ein Termin im Kalender

Viele meiner Kundinnen berichten, dass sie ihren wöchentlichen Lauftreff mit Freundinnen fix in ihren Kalendern notieren. Nicht nur, weil es ein wichtiger Termin ist – sondern auch, um die Kollegen und die Familie darüber zu informieren, dass dies eine unumstößliche »MeTime« ist. Klar, am Anfang ist es nicht einfach, nicht erreichbar zu sein. Und natürlich plagt in der ersten Zeit das schlechte Gewissen, da die erkämpfte »MeTime« schließlich jene Zeit ist, die von ihrer Familienzeit abgeknabbert ist. Aber seien wir mal ehrlich: Eine glückliche Mama ist doch eine viel ausgeglichenere Mama! Oder?

Diese Stunde gehört mir!

Corinna ist 46 Jahre, verheiratet und Mutter einer achtjährigen Tochter. Sie ist in einer Führungsposition in einem Unternehmen und führt fast einen permanenten Wettkampf mit der Zeit. Sie sagt selbst, dass es Tage gibt, an denen sie ihren Mann, ihr Kind und ihre Kollegen am liebsten durch den Fleischwolf drehen möchte. Jeder will etwas von der quirligen und lebenslustigen Frau – aber alle Bälle in der Luft zu halten, gelingt einfach nicht an jedem Tag. Seit zwei Jahren gönnt sie sich nun eine Stunde Outdoor-Personal-Training bei mir. Wir laufen gemeinsam in der Früh durch den Prater, des Wieners liebstes Naherholungsgebiet, und machen Ganzkörper-Kräftigungsübungen an Parkbänken. Durch diesen wöchentlichen Jour Fixe ist Corinna sportlich wieder ins Tun gekommen. Sie weiß: Einmal in der Woche hat sie diesen Fixtermin. Zusätzlich besucht sie seit ihrer Studienzeit einen wöchentlichen Yoga-Kurs. Und wenn sie Zeit hat, läuft sie am Wochenende eine Stunde an der Donau, auf Geschäftsreisen, aber auch im Urlaub hat sie ihre Laufschuhe immer dabei. *»Meine fixen Sporttermine geben meinem Leben eine Struktur. Ich weiß, dass ich diese ‚Me Time' brauche, um meine Batterien wieder aufzuladen. Ich liebe meine Familie und meine Arbeit, aber ich sage es offen und ehrlich: Der Abstand davon ist auch wichtig für mich, um ganz ich selbst sein zu können. Immer zu funktionieren, ist nicht möglich – beim Sport lasse ich mein Mobiltelefon zu Hause und gebe jede Verantwortung ab. Diese Stunde* *gehört mir und ist ein wesentlicher Bestandteil für meine glückliche Beziehung und ein erfülltes Leben. Ein super Nebeneffekt des regelmäßigen Trainings ist es, dass ich wieder in alle meine alten Kleider passe. Das macht mir natürlich sehr viel Freude«.*

Warum plädiere ich so für das Laufen?

Warum ist Laufen so toll? Weil es einfach ist, du von überall weglaufen kannst und es praktisch nichts kostet. Egal ob du lieber in der Gruppe läufst oder alleine, nimm dir diese Zeit für dich. Wenn du beim Laufen bist, dann führe bitte keine Telefonate – das ist nämlich total kontraproduktiv.

Du wirst sehen: Wenn du draußen in der Natur bist, tief die gute Luft einatmest, das ist Seelenkost. Und wenn deine Schritte immer synchroner werden und du im »meditativen Flow« deine Kilometer läufst – der Kopf wird frei, die Gedanken fliegen und die Sicht auf viele Dinge ändert sich.

MeTime ... und warum es nicht unbedingt Laufen sein muss

Meine Kundin Lisa ist erfolgreiche Unternehmerin, Mama von zwei kleinen Kindern und steht mehrmals pro Woche im Yoga-Studio auf der Matte. *»Meine Yoga-Zeiten – meine ›MeTime‹ – wird fix jede Woche mit meinem Mann eingeplant. Wir setzen uns jedes Wochenende zusammen und organisieren unseren Alltag der kommenden Woche (Einkäufe, Abholung und Betreuung der Kinder). Wichtig ist uns dabei auch, dass wir die Zeit für unsere jeweiligen Hobbys ebenso wichtig nehmen wie alles andere. Mein Mann geht* *wöchentlich zum Fußballspielen und Laufen – für mich ist der regelmäßige Besuch im Yoga-Studio ein wesentlicher Teil, um als Mutter, Ehefrau und Unternehmerin gut zu funktionieren.«*

Wir alle rasen oft mit 140 km auf der Autobahn des Lebens unseren Zielen entgegen. Kein Blick nach rechts und keiner nach links. Es gibt keine Toilettenpausen und kein Vertreten der Beine, da wir ja zügig an unser Ziel wollen. Durch meinen Burn-out habe ich eines gelernt: Etwas gemütlicher auf der Bundesstraße zu fahren, ist durchaus reizvoll. Du siehst viel mehr von der Landschaft und ans Ziel kommst du auch.

- *Schau deinem Stress in die Augen:* Spiele Stressdetektiv und versuche, deinen Stressmustern auf die Spur zu kommen. Hast du Einfluss auf die Stresssituation? Kannst du vielleicht dein Verhalten ändern?
- *Was entspannt dich?* Definiere für dich, wie deine »Me Time« für dich aussehen kann. Suche dir diesen Ausgleich und plane dir aktiv Zeiten für deine Regeneration ein.
- *Ist wirklich alles notwendig?* Sortiere deine alten Glaubenssätze aus und ersetze diese durch neue, bessere Glaubenssätze.
- *Du bist nicht allein!* Suche Hilfe von außen an. Und nimm Hilfe von außen an.
- *Sei ein Vogel!* Schau einmal in der Vogelperspektive auf deine To-do-Liste. Welche Dinge sind wirklich notwendig? Welche Aufgaben können warten? Und welche Vorhaben sind unnötig?
- *Probiere es mit Bewegung!* Bewegung hebt die Stimmung: Egal bei welchem Wetter – du wirst es sehen. Auch wenn dir immer wieder einmal die Zeit für eine Sporteinheit fehlt, versuche Strecken zu Fuß zu gehen, statt mit der U-Bahn zu fahren, tanze bei offenem Fens-

ter zu deinem Lieblingslied oder mach einen Spaziergang im Park.

- *Probiere es mit Gemütlichkeit!* Plane dir jeden Tag eine kleine Auszeit nur für dich ein: Lies, höre ein Hörbuch, schau in die Luft, tanzen, höre Musik, unternimm einen Spaziergang ... Im Netz gibt es zahlreiche Apps für Fantasiereisen oder Kurz-Meditationen. Was auch immer: Gönne dir kleine Auszeiten als Entspannung für zwischendurch. *Gönne dir Zeit mit dir.*

Be active - so kann ich dir helfen

Höre dir auf meiner Seite die Podcasts zum Thema an:

- Wertsache ICH
- Burn-out aus medizinscher Sicht
- Stressfrei durch die Vorweihnachtszeit
- Was Sport und Sex miteinander zu tun haben – Interview mit der Sexualberaterin Nicole Siller
- Wenn du etwas mehr über meinen Burn-out und meinen Weg daraus lesen willst, dann öffne den Pressetexte »Mein Burn-out«

No Sports – wie du Churchill mit einem Kick aus deinem Leben verbannen kannst

In diesem Kapitel will ich dir zeigen, wie du eine Bewegungsform finden kannst, die zu dir und deinem Leben passt. Ich möchte dir dabei helfen, deinen Schweinhund ins Eck zu schicken und so aus deinem Leben zu verbannen, dass er nur mehr traurig grunzen kann. Ich bin mir sicher, deine Einstellung zum Thema Bewegung und Sport wird sich dadurch ändern. Doch vorweg muss ich mit einem Mythos rund um Winston Churchill aufräumen, der von vielen Sportmuffeln gerne und oft angeführt wird. Das bekannte Zitat »No Sports« auf die Frage, wie er als Raucher und Whisky-Fan sein hohes Alter erreicht habe, stimmt zwar – was allerdings viele nicht wissen, ist: Winston Churchill war in jungen Jahren sehr sportlich. Genauso geht es aber vielen von uns: Manchmal ist Sport nur mehr eine vage Erinnerung aus unserer Schulzeit.

Wie ich meinen inneren Schweinehund zum Schweigen bringe

Sie heißen Günther, Agathe oder Kunigunde. Sie grunzen fröhlich vor sich hin und kommen immer wieder zu Wort.

Von wem ich jetzt spreche? Von den Schweinhunden meiner Kundinnen und Kunden. Sie haben ihnen Namen gegeben und manche haben sogar ein kleines Schweinehund-Stofftier, das sie überall hin mitnehmen. Und weißt du was? Ich habe auch einen! Meiner hat aber keinen Namen.

Ich traue mich jetzt, ein Geheimnis zu verraten: Ich nenne mich zwar Schweinehund-Dompteuse, aber auch ich kämpfe regelmäßig mit meinem (namenlosen) Schweinehund. So drücke ich mich zum Beispiel gerne um Laufeinheiten, die ich für mein eigenes Lauftraining brauchen würde. Natürlich weißt du (und wir alle), dass du mehr Bewegung machen solltest und welche Nahrungsmittel gesund oder ungesund sind. Im Grunde sind wir ja alle Ernährungs- und Bewegungsexpertinnen. Einzig mit der Umsetzung klappt es nicht immer. Es ist keine Schande, sich einzugestehen, dass man allein nicht wirklich ins Handeln kommt.

Der Kick in den Allerwertesten

So wie Katharina. Die erfolgreiche Volkswissenschaftlerin leitet einen Betrieb mit über 200 Mitarbeitern. In ihrer Jugend liebte sie das Eiskunstlaufen. Aber wie so oft kam das Leben dazwischen – neben Familie, Arbeit und Freundeskreis blieb keine Zeit mehr für den Sport. Außerdem hörte sie seit ihrer Kindheit, dass sie nicht wirklich sportlich ist. Dennoch suchte Katharina irgendwann einen sportlichen Ausgleich zu ihrem dicht gepackten Leben – sie fand diesen beim Laufen. Alleine hätte sie den Einstieg nicht geschafft, aber mit meiner Hilfe konnte sie das Laufen als Teil ihres Lebens und als Möglichkeit der Stressbewältigung etablieren. *»Ich habe diesen Kick in den Allerwertesten einfach gebraucht. Durch die Trainingseinheiten mit Béatrice habe ich den richtigen Impuls für den Sport gefunden. Am Anfang habe ich mir gedacht: Wie kann das jemals Spaß machen?*

Und jetzt möchte ich meine Laufeinheiten nicht mehr missen. Ja, es gibt Tage, da macht es nicht so viel Spaß. Aber ich weiß, dranbleiben lohnt sich.«

Übrigens, Katharina »funktioniert« nach dem Belohnungsprinzip. Jede Woche bekommt sie von mir eine »Hausübung«, welche sie bis zu unserem weiteren Termin abarbeitet. Für Katharina ist dies notwendig, um mehr Struktur zu haben; sie braucht Feedback, da sie sehr ehrgeizig ist und schneller werden möchte. Katharina möchte unbedingt an einem Volkslauf von fünf Kilometern teilnehmen und hat sich dafür eine Wunschzeit geplant. Alle Termine plant sie akribisch in ihrem Kalender, um sich die Zeit für den Sport freihalten zu können.

Plane deine Bewegungseinheiten so, wie du auch deine beruflichen Termine oder die Arzttermine planst. Auch Me-Time, die Zeit für dich, darf und soll geplant werden.

Keine Lust auf gar nichts?

Cornelia machte seit ihrer Schulzeit kaum Sport. Ab und zu schnürte sie ihre Wanderschuhe und schloss sich einer Gruppe an, um eine einfache Tour zu gehen. Mehr nicht. Für regelmäßigen Sport fehlte ihr stets die Lust – und irgendwie hatte sie auch keine Zeit dafür. Es gab immer etwas zu erledigen und danach konnte sie sich einfach nicht mehr aufraffen und blieb am Sofa. Sie schaute Netflix-Serien, kommentierte in verschiedenen Facebook-Gruppen und fiel todmüde ins Bett. Richtig wohl und fit fühlte sie sich allerdings nicht mehr. *»Es ist ein bisschen wie ein Teufelskreis. Ich fühle mich immer müder und kann mich kaum mehr aufraffen, nach der Arbeit meine Freunde zu treffen. In letzter Zeit tut mir mein Nacken weh, die Verspannungen sind an manchen Tagen einfach unerträglich und führen oft zu schlimmen Kopfschmerzen.«*

Doch dann hat sich Cornelia aufgerafft und ließ sich von mir beraten. Und alles ging bald wesentlich besser. Schon durch die einfachen Übungen, die sie in den Alltag einbaut, sind ihre Nackenverspannungen fast verschwunden. Der tolle weitere Effekt: Durch das »ins Tun Kommen«, konnte Cornelia ihre negative Spirale stoppen, umkehren und hat nun Sport in ihr Leben integriert. Es funktioniert. Und das kann es auch für dich!

Glücksgefühle faken – ja, das klappt!

Müde und schwach – wie komme ich wieder ins Tun? Es gibt sie, diese Tage oder auch Monate, an denen du dich einfach zu nichts aufraffen kannst und dich dabei immer trauriger und erschöpfter fühlst. Stress trägt oft dazu bei, dass wir so gar nicht in Bewegung kommen. Unsere Körperhaltung zeigt weithin sichtbar: Es geht mir nicht gut.

Eine »krumme« Körperhaltung macht energetisch einiges mit dir. Vor einigen Jahren habe ich an einem Präsentationstechnik-Seminar teilgenommen und dabei folgende Übung gelernt:

Stell dich gerade hin, lass die Schulter nach vorne fallen, senke den Blick und mache einen Rundrücken (du wirst bemerken, das geht automatisch). Und nun sage laut und deutlich: »Es geht mir gut«, »Ich bin fröhlich und der Tag ist herrlich«.

Klappt das bei dir? Wie klingt deine Stimme dabei? Ich habe mich bei der Übung unwohl gefühlt, es fiel mir extrem schwer zu sagen, dass ich glücklich bin. Meine Stimme klang gepresst und ich fühlte mich eher traurig als glücklich.

Und nun wiederholst du die Übung mit aufrechter Körperhaltung. Wenn du nun laut und deutlich sagst: »Es geht mir gut« ... wirst du bemerken, dass sich auch deine Stimme ändert, lauter und viel klarer wird.

Eines der Hauptleiden unserer Gesellschaft sind Beschwerden am Bewegungsapparat und meist sind diese auf Bewegungsmangel zurückzuführen. Wir Menschen in den Industriegesellschaften haben es leider verlernt, uns natürlich zu bewegen. Unsere Wirbelsäule soll uns Beweglichkeit, aber auch Standfestigkeit ermöglichen, meistens sitzen wir jedoch stundenlang vor dem PC, im Auto oder vor dem Fernseher.

Warum Bewegung so wichtig für uns ist, möchte ich meinen Mann, den Internisten Johannes Drach, erklären lassen: »Der Mensch ist grundsätzlich auf Bewegung programmiert. Dabei war eine besondere Eigenschaft des Menschen von Vorteil, welche uns zu besonderen Ausdauerleistungen befähigt: Wir können nämlich schwitzen – im Gegensatz zu praktisch allen Wildtieren.

Daher war der Mensch auf der Jagd immer erfolgreich, wenn es gelang, seine Beute bis zur Erschöpfung (sprich Überhitzung) vor sich her zu treiben. Heute sieht unser Alltag gänzlich anders aus. In den meisten Berufen bzw. alltäglichen Tätigkeiten steht das stundenlange Sitzen an der Tagesordnung. Selbst in den Pausen bzw. am Weg zur und von der Arbeit brauchen wir uns kaum noch zu bewegen. Wir nutzen Rolltreppen und Aufzüge statt der Treppen und müssen fast keine Schritte mehr machen, um von A nach B zu kommen oder unsere Einkäufe zu erledigen. Das – gesundheitliche – Problem dabei ist, dass der menschliche Stoffwechsel immer noch so programmiert ist, als ob wir uns täglich so bewegen würden wie in der Steinzeit. Zusätzlich führen wir meist viel mehr Kalorien zu uns, als für die Deckung des Grundumsatzes erforderlich wären.

Die logische Konsequenz: Der Körper speichert jede nicht verbrannte Kalorie in Form von Fett. Übergewicht ist die Folge – ebenso wie damit verbundene Erkrankungen wie

Zuckerkrankheit (Diabetes mellitus) und Herz-Kreislauf-Erkrankungen. Diese gesundheitlichen Probleme gehören mittlerweile zu den häufigsten Krankheiten in der westlichen Welt.

Dabei könnten wir durch eine Änderung unseres Lebensstils solche Erkrankungen (und viele mehr) verhindern oder die Notwendigkeit für eine medikamentöse Therapie deutlich reduzieren. So hat Ausdauertraining von 150 Minuten pro Woche bereits diesen Effekt, wie durch klinische Studien gut belegt ist.

Sieh es einfach so: Bewegung ist ein kostenloses und effektives Medikament, das sogar Spaß macht.

Was hast du als Kind gerne getan?

Der Mensch als Bewegungstier ist vor allem im Kindesalter körperlich sehr aktiv. Du, lieber Leser, liebe Leserin, kommst vermutlich auch noch aus einer Generation, in der wir als Kinder sehr viel herumgetobt sind und den ganzen Tag in Bewegung waren. Was hast du damals am liebsten getan? Bist du gerne Springschnur gesprungen? Hast du deinen Hula-Hoop-Reifen geliebt? War die Teppichklopf-Stange dein Turngerät?

Ich habe das Gummihüpfen mit meinen Freundinnen geliebt. Du auch? Dann erinnerst du dich vielleicht noch an die Sprüche, die es dazu gegeben hat: *Hu Ruck – Donald Duck – Mickey Mouse – rein, raus*. Zu Hause mussten manchmal mein Bruder, meine Mama und Stühle herhalten, damit ich weiterüben konnte.

Vor einigen Jahren kaufte ich mir wieder einen Gummi und rief in einer meiner Outdoor-Trainingseinheiten zum Gummihüpfen auf. Du kannst dir nicht vorstellen, wie viel

Spaß wir hatten! Die alten Glücksgefühle der Kindheit waren sofort wieder da. Und jetzt fast nebenbei: Das Springen ist echt ein tolles Workout, trainiert unsere Faszien und macht die Knochen stark. Also: Hole dir den Spaß an der Bewegung wieder zurück und bitte kümmere dich nicht darum, was andere von dir denken.

Nenne es nicht Sport, sondern abshaken

Tatzeit 22 Uhr. Ich steckte gerade am Text eines Blogartikels ziemlich fest und habe so nebenbei ein bisschen im Netz herumgesurft. Ich bin nicht und nicht in den Arbeitsflow gekommen, jedes Wort war mühsam und meine Gedanken flogen immer wieder zu anderen Themen. Das Problem: Die Texte mussten noch an diesem Abend fertig sein.

Auf einmal poppte auf Facebook das Video von John Travolta und Olivia Newton-John aus Grease aus: »You're The One That I Want«.

Ich liebe dieses Musical. Dankbar für die willkommene Ablenkung bin ich vom Schreibtisch aufgesprungen (Gott sei Dank hat mich niemand gesehen, mein Mann hat schon geschlafen) und habe (leise) mitgesungen und voll dazu abgetanzt. Hach, war das herrlich! Das Beste aber: Mein Artikel ist nach dieser kleinen Tanzeinlage so richtig »geflutscht«. Probiere es einfach einmal aus! Musik an und eine kleine Runde »abtanzen«. Ich verspreche dir, die dadurch freigesetzten Hormone machen dich so richtig glücklich und bringen neue Energie. Nebenbei hast du damit deinem Herz-Kreislauf-System Gutes getan. Du siehst also, Bewegung muss nicht wehtun.

Wirf die Glaubenssätze über Bord!

Regina wollte endlich Sport machen. Die zierliche Frau Anfang 40 hatte keine Gewichtsprobleme, fühlte sich aber oft müde, schlapp und gestresst. Ihr Traum war es immer, sich die Laufschuhe anzuziehen und einfach loszulaufen. Wären da nicht die Glaubenssätze aus ihrer Kindheit gewesen: *»Einerseits hat mein Stiefvater immer zu mir gesagt: Ans Laufen solltest du nicht denken, mit deinen komischen Beinen wird das nichts werden. Andererseits war in meiner Familie niemand sportlich. Es galt immer die Devise: Sport ist nur etwas für ungebildete Menschen. Anstatt Sport zu machen, haben wir gelesen oder besuchten Museen. Mein Mann allerdings ist richtig sportlich und auch sehr viel laufen gegangen. Ich war immer neidisch, wenn er mit strahlendem Gesicht und guter Laune vom Sport heimkam. Ich wünsche mir das auch für mich.«*

Es ist mir mit Trainingseinheiten und passendem Plan recht bald geglückt, Reginas Glaubenssätze aufzulösen – mittlerweile trainiert sie für einen Halbmarathon und hat mindestens so gute Laune wie ihr Mann. Und sie ist das beste Beispiel dafür: Auch wenn du Sport mit negativen Gedanken verbunden hast, lassen sich diese alten Glaubenssätze wunderbar über Bord werfen und durch positive, neue Gedanken ersetzen.

Lass dich doch mitziehen ...

Eine tolle Gruppe kann dir deinen Neustart in die Sportwelt extrem erleichtern. Seit einigen Jahren biete ich in Wien Outdoor-Trainings im Form von »Bootcamps« an. Der Name klingt dabei wesentlich härter, als das Programm ist. Wir machen in der Natur jede Menge Ganzkörperübungen, verwenden Minibänder als Widerstand und nutzen Stufen, um Intervalle zu laufen. In meinen Gruppenstunden finden sich vom Sportfrischling bis zur Hobbyathletin alle Alters- und Fitnessklassen.

Die Übungen können in ihrem Schwierigkeitsgrad variiert werden. Selbstverständlich können die Teilnehmer und Teilnehmerinnen jederzeit eine Pause einlegen. Doch spannenderweise nimmt niemand diese Pausen in Anspruch. Die Gruppe pusht sich gegenseitig sehr – hat dabei aber sehr viel Spaß und mit viel Lachen vergehen die 60 Minuten für alle wie im Flug.

Für mich ist es wirklich wunderbar zu sehen, wie sich die Teilnehmerinnen und Teilnehmer im Laufe des Trainings verändern. Und das beziehe ich in erster Linie gar nicht auf den Gewichtsverlust, sondern darauf, wie sich die Zusammensetzung des Körpers verändert. Durch den Aufbau der Muskulatur verändert sich schon bald die Körperhaltung. Die Sportler gehen und stehen plötzlich viel aufrechter und treten insgesamt viel selbstbewusster und zufriedener auf. Dass der Körper schlanker und straffer wird und die Jeans viel besser passen, ist ein schöner Nebeneffekt und spornt natürlich zusätzlich zum Dranbleiben an. Und natürlich ist so eine Gemeinschaftsaktion auch lustig. Erst kürzlich gab Michael seine Motivation für die Bootcamps preis: *»Ich komme nur zum Sport, wenn es dort auch lustig zugeht. Eine Gruppe, die sich jede Woche trifft, um gemeinsam zu sporteln, motiviert mich dranzubleiben. Allein würde ich zu Hause bleiben und fernsehen.«*

Egal welche Form der Bewegung es auch ist: Sport in der Gruppe mit Gleichgesinnten macht oft einfach mehr Spaß und hilft dir dabei, konsequent dabei zu bleiben. Probiere es einfach mal aus!

Fitness-Challenges und Social Media

Auch in den sozialen Netzwerken finden sich Unmengen an kostenlosen Fitnessgruppen, in denen oft Challenges angeboten werden. In einem definierten Zeitraum (von einer Woche bis hin zu einigen Monaten) werden die Teilnehmerinnen und Teilnehmer dazu animiert, Aufgaben zu erledigen.

Das können tägliche Kniebeugen sein, Yogaübungen, aber ebenso Laufprogramme für Einsteiger. Innerhalb der Facebook-Gruppen können sich die Teilnehmerinnen und Teilnehmer untereinander über ihre Fortschritte austauschen, sich motivieren und ihre Erfolge posten. Für viele meiner Kundinnen und Kunden war dies der Einstieg in ein aktiveres Leben.

Probiere es doch einmal aus: Es ist kein großer Aufwand, und mehr als dass du wieder aus der Gruppe aussteigst, kann dir nicht passieren!

Der Platz für die kleine Auszeit – meine Wohlfühltipps

Hast du einen Kraftplatz in der Natur? Wo fühlst du dich besonders wohl? Wo fühlst du dich wie heimgekommen oder irgendwie »angekommen«? Das muss kein ferner Strand sein, oft liegt das Gute so nahe. Und manchmal, wie in meinem Fall, ist es sogar gleich der nächste Hausberg. Ich liebe es, in Wien auf den Kahlenberg zu laufen. Hier gibt es diesen kleinen Weg, nahe dem Nussberg. Links die Hügellandschaft mit den Ausläufern des Wienerwaldes, mit einem schönen Ausblick auf Klosterneuburg.

Ich kann mich am besten zu Sport »überwinden«, wenn ich zu jenen Plätzen laufe, die ich besonders gern habe.

Du musst natürlich nicht zu deinem Lieblingsplatz laufen, du kannst genauso gut dorthin spazieren, einige Übungen machen, intensiv und bewusst atmen und so neue Energie tanken. Anschließend spazierst du wieder gemütlich nach Hause – und hast ein gutes Gefühl, weil du etwas für dich getan hast.

- *Versuche, deinen Schweinehund zu überlisten,* indem du deine Bewegungseinheiten mit einer besonderen Belohnung verbindest. Unser Gehirn lernt über diesen Belohnungsmechanismus – und das kannst du dir für deinen sportlichen (Wieder-)Einstieg sehr gut zunutze machen.
- *Wecke das Kind in dir:* Denke einmal darüber nach, welche Form der Bewegung du als Kind gerne ausgeführt hast. Welche Sportart wolltest du schon immer gerne ausprobieren?
- *Mach dich frei:* Befreie dich von alten Glaubenssätzen zum Thema Sport.
- *Nutze die Dynamik einer Gruppe:* Suche dir einen Trainer, eine Trainerin, eine Sportgruppe oder eine Internetplattform, die deine Motivation unterstützen.
- *Spaß an der Bewegung:* Auch in kleinen Häppchen kommst du der Bewegung wieder näher. Tanze, hüpfe, spiele ... vor allem aber: Stress dich nicht, denn Bewegung soll Spaß machen.
- *Spaß an der Bewegung:* Lächle beim Sport, so lässt sich jede Anstrengung besser ertragen.
- *Kopfsache:* Zeitmanagement beginnt im Kopf. Mach dir verbindliche Termine mit dir selbst aus.
- *Setze für dich selbst jeden Tag ein »VIP-Ziel«:* Das darf ein berufliches Ziel sein, der Kindergeburtstag der Tochter, aber auch die Yoga-Stunde oder die Laufeinheit.

Be active – so kann ich dir helfen

Höre dir auf meiner Seite die Podcasts zum Thema an:

- Die Vorteile eines individuellen Trainingsplans, Teil 1 & 2
- Hole das Beste aus deiner Zeit. Ein Interview mit Produktivitätstrainer Ivan Blatter über erfolgreiches Selbstmanagement

Ich bin doch eh' recht fit! - Aber früher habe ich nicht so gekeucht

Aller Anfang ist schwer – unter dieses Motto möchte ich dieses Kapitel stellen. Denn der Anfang ist immer schwierig. Nicht nur für dich, sondern wirklich für jeden und jede von uns.

Denk daran, wie es war, als du Radfahren gelernt hast. Oder schwimmen? Oder auch das Lesen! Am Anfang dachtest du dir: Das schaffe ich doch nie! Und jetzt kannst du dir ein Leben, ohne lesen zu können, vermutlich nicht mehr vorstellen.

Genau so war es auch bei mir und dem Vorhaben, einen Marathon zu laufen. Wobei Marathon-Laufen wirklich nur stellvertretend für das Durchhalten steht. Du kannst hier also jede X-beliebige Sportart einsetzen.

Es war der erste Marathon meines Lebens. Ich stand auf der Verrazano-Narrows-Bridge in New York City, der Novemberhimmel strahlte wolkenlos blau, vor mir das Meer und in der Ferne die Wolkenkratzer von Manhattan. Dort im Central Park lag auch das Ziel. Der Marathon in New York gilt wegen seines Streckenprofils mit einigen Brücken als schwierig. Es ist nicht unbedingt klug, gerade den NY-Marathon als seinen ersten auszuwählen.

Aber hier war ich nun mal. Zum Glück nicht allein: Neben mir meine Freundin Astrid, die mir treu zu Seite stand und mich ins Ziel bringen wollte. Sie hatte bereits einige Marathons in ihren Beinen und vermittelte mir die notwendige Sicherheit und Routine.

Kurz vor dem Start ist es wunderschöne Tradition, dass laut der Song »New York« von Frank Sinatra gespielt wird. Nicht nur für mich ein Gänsehaut-Moment. Aber um ehrlich zu sein, dachte ich mir in diesem Augenblick: Warum tust du das eigentlich? 42 Kilometer später, als ich meine Medaille um den Hals und einen riesengroßen Grinser im Gesicht hatte, wusste ich: An einer Sache dranbleiben, das macht Sinn.

Doch bis zu meinem ersten Marathon war es ein langer Weg. Auch ich bin ja nicht als Läuferin und schon gar nicht als Marathonläuferin zur Welt gekommen.

Jeder fängt mal an – dein Start in ein bewegteres Leben

Ich bin in meinem Leben wirklich unzählige Halbmarathon-Distanzen gelaufen. Und ich begleite auch meine Kundinnen und Kunden von ihren ersten Laufschritten bis hin zum ersten Halbmarathon. Ich weiß genau, wie das Gefühl ist, wenn man sich einer neuen Herausforderung stellt.

Aber starten wir einen Schritt weiter vorne, ganz vorne, beim schwierigen Anfang eben. Auch meine Kundinnen können ein Lied davon singen. Hier ein paar »Kommentare« zum Trainingsstart. Findest du dich unter diesen vielleicht wieder?

Andrea, 51 Jahre, etwa stöhnte: *»Wenn ich die Stiegen ins Kinderzimmer hinauflaufe, habe ich immer das Gefühl, ich brauche ein Sauerstoffzelt.«*

Birgit weinte ihrer einstigen Kondition nach: *»Ich habe in meiner Jugend Leistungssport betrieben, an unzähligen Schwimmwettkämpfen teilgenommen. Heute keuche ich* *wie eine alte Dampflokomotive, wenn es ein bisschen bergauf geht. So kann es wirklich nicht weitergehen.«*

Silvia war stets ein Sportmuffel: *»Seit der Schule habe ich keinen Sport mehr gemacht. Wozu auch – es hat mir nie Spaß gemacht, irgendwo herumzurennen oder zu turnen. Superdünn wollte ich auch nie sein. Es war im Prinzip immer ganz gut so. Vor einem Monat bin ich 40 geworden. Mir tut irgendwie alles weh. Der Rücken, der Nacken – ich fühle mich so schwerfällig und unfit. Mein Mann ist begeisterter Läufer, aber ich traue mich nicht, mit ihm zu laufen, weil ich so langsam bin.«*

»Ich würde ja gerne laufen, aber nach fünf Minuten bin ich vollkommen aus der Puste und kann nicht mehr weiter. Ich glaube, ich bin überhaupt nicht fürs Laufen gemacht«, erzählte mir Tamara vor etwas mehr als zwei Jahren.«

Läuferinnen und Läufer sehen wir meist mit verklärtem Blick durch Alleen, Feldwege und Wälder laufen. Oft kommen sie dir plaudernd in Gruppen entgegen oder fetzen mit Musik im Ohr über den Asphalt. Verschwitzt, mit diesem gewissen Glow in den Augen erreichen sie bei Wettkämpfen die Ziellinie und freuen sich einfach: Denn der lange Atem des Trainings hat sich bezahlt gemacht. Denkst du dir nicht manchmal: Hey, das will ich auch!

Wann immer ich mit Laufanfängerinnen und Laufanfängern starte, versuche ich, ihnen zu zeigen, dass jeder dieser begeisterten Läufer irgendwann mit den ersten Metern gestartet ist. Und sicherlich auch den »ersten Kilometer Durchlaufen« als ersten großen Schritt gefeiert hat.

Zu Beginn herrscht oft die Angst, dass dich andere »komisch ansehen«, weil du eben langsam startest. Diese Sorge ist wirklich völlig unbegründet. Jeder Läufer erinnert sich an seine Anfänge. Du wirst ein motivierendes Lächeln erhalten und manchmal vielleicht das Daumen-hoch-Zeichen. Denk aber immer daran: Du läufst nur für dich, für dein gutes Gefühl und für deine MeTime.

Natürlich braucht es Zeit, Geduld und Durchhaltevermögen, um zum Ausdauersportler zu werden. Tja, aber auch Rom ist nicht an einem Tag gebaut worden. Doch, ich verspreche dir: Das Durchhalten zahlt sich aus! Wenn du regelmäßig Sport machst, wandeln sich nicht nur deine Körperproportionen ins Positive, sondern auch deine Gesundheit.

Laufen verlängert das Leben

Neben den vielen positiven Effekten, welche Laufen auf deine psychische Gesundheit hat, kann diese wundervolle Sportart sogar dein Leben verlängern.

Johannes Drach, mein Mann und selbst begeisterter Läufer, erklärt das aus medizinischer Sicht so: »Eine Reihe von Studien hat bewiesen, dass regelmäßiges Ausdauertraining, insbesondere das Laufen, zu einer messbaren Verlängerung des Lebens führt.« Als Beispiel kann hier die »Copenhagen City Heart Study« genannt werden, eine dänische Langzeitstudie, welche bei einem Beobachtungszeitraum von bis zu 35 Jahren den Effekt von Jogging und Überlebenszeit untersuchte. Das Ergebnis: Dreimal wöchentlich moderates Lauftraining (mindestens 40 Minuten bei langsamem bis mittlerem Tempo) bewirkt im Vergleich mit Nicht-Sportlern eine Lebensverlängerung von sechs Jahren!

Wie ist der Effekt zu erklären? Hier kommen mehrere Gründe ins Spiel:

- Regelmäßiges Ausdauertraining hilft dem Herz, ökonomischer zu arbeiten: Das Herz ist ein spezieller Muskel, der das Blut durch die Blutgefäße unseres Körpers pumpt. Wie jeder Muskel des Körpers kann auch der Herzmuskel trainiert werden und das gelingt am wirksamsten durch Ausdauertraining. Dadurch wird erreicht, dass mit jedem Herzschlag ein größeres Blutvolumen transportiert wird – der Herzmuskel wird also weniger belastet. Sportlich aktive Menschen und Ausdauersportler bemerken diesen Effekt anhand eines niedrigen Werts für den Ruhepuls. Mit der Entlastung des Herzmuskels gelingt auch die Senkung des Risikos für einen erhöhten Blutdruck.

- Wichtige Risikofaktoren für das Herz-Kreislauf-System und den Stoffwechsel werden durch die Bewegung positiv beeinflusst. Besonders zu erwähnen ist die Senkung des Cholesterinspiegels im Blut. Dabei kommt es nicht nur auf das Gesamtcholesterin an, sondern vor allem auf die Verteilung der wichtigen Untereinheiten. Dazu gehört zum einen das LDL-Cholesterin, welches in hoher Menge für die Blutgefäße schädlich ist. LDL steht abgekürzt für »low-density lipoprotein« – der Körper benötigt es für den Transport von Cholesterin durch das Kreislaufsystem. Befindet sich zu viel LDL-Cholesterin im Blut, lagert es sich an der Innenseite der Blutgefäße ab und stellt eine Ursache für einen Gefäßverschluss dar – mit den negativen Folgen von zB. Herzinfarkt oder Schlaganfall.
- Zweitens ist das HDL-Cholesterin wichtig (HDL = »high-density lipoprotein«) – dadurch erfolgt der Transport von Cholesterin zur Leber, wo es schließlich abgebaut wird. HDL-Cholesterin wirkt auch der Ablagerung des Cholesterins in den Blutgefäßen entgegen, es ist also ein Schutzfaktor!

Aus diesem Verständnis wird klar, dass wir einerseits ein möglichst niedriges LDL-Cholesterin, andererseits ein möglichst hohes HDL-Cholesterin anstreben sollten. Und genau das bewirkt die regelmäßige Bewegung, insbesondere Ausdauersportarten wie Laufen: Das »schlechte« LDL-Cholesterin wird weniger, das »schützende« HDL-Cholesterin wird hingegen verbessert. Dabei sollte auch erwähnt werden, dass die Lipidsenker, also Medikamente zur Senkung des erhöhten Cholesterin-Spiegels, genau diesen Effekt haben.

Regelmäßiges Ausdauertraining hilft, die Ernährungsgewohnheiten so zu beeinflussen, dass Übergewicht reduziert werden kann. Wenn dies gelingt, sinkt etwa das Risiko für die Zuckerkrankheit (Diabetes mellitus). Dieser Zusammenhang lässt sich recht einfach erklären: Damit Zucker – dabei handelt es sich im Körper um Glukose – in die Zellen gelangen kann, wird Insulin benötigt. Insulin ist ein Botenstoff (Hormon), der im Körper in der Bauchspeicheldrüse gebildet wird. Bei der Zuckerkrankheit reagieren die Körperzellen aber immer weniger auf das Insulin (relativer Insulin-Mangel) und daher steigt der Glukosespiegel im Blut an. In vielen Fällen sind Übergewicht und Fettleibigkeit ein entscheidender Auslöser für die Zuckerkrankheit: Fettzellen, und hier insbesondere die Fettzellen rund um den Bauch, produzieren nämlich Stoffe, welche die Wirkung des Insulins mit der Zeit reduzieren. Auch wenn der Körper versucht, mehr Insulin zu bilden, reicht die Menge eben irgendwann nicht mehr aus und der Blutzucker steigt an. Vermeidung von Übergewicht und somit von Diabetes ist wiederum ein wichtiger Faktor, der zu einem gesunden Herz-Kreislauf-System beiträgt.

Du bist der Steuermann in deinem Boot und hast das Ruder zu deiner Gesundheit in der Hand! Im Grunde weißt du: Bewegung ist gesund und tut dir gut. Ich weiß, der Anfang ist schwer und der Schweinhund grunzt da meist extrem laut. Wenn du dir aber schon beim Schnüren deiner Sportschuhe, beim Packen deiner Badetasche oder beim Herrichten deiner Yoga-Matte vorstellst, wie gut du dich danach fühlen wirst, wie wunderbar sich die Dusche danach anfühlt –, dann fällt es dir viel leichter, in die Gänge zu kommen. Regelmäßige Bewegung wird nicht nur deine Gesundheit, sondern auch dein Wohlfühlen positiv beeinflussen.

Zeit für eine Bestandsaufnahme

Die meisten meiner Kundinnen und Kunden möchten aus zwei Gründen mit dem Laufen beginnen: Einerseits geht es um die Gewichtsreduktion (siehe auch Kapitel »„Wirf deine Waage in den Müll – mit dem Jeans-Check zum Knackarsch“ auf Seite 107) und andererseits um das Praktische: Laufen kann jede und jeder überall!

Für mich als Trainerin stehen zwei Dinge im Vordergrund: die Freude an der Bewegung und die Bereitschaft, wirklich dranzubleiben. Zu Beginn all meiner Gespräche stelle ich daher immer die Fragen:

- Was willst du erreichen?
- Wie soll deine sportliche Zukunft aussehen?
- Und vor allem: Wie viel Zeit magst und kannst du für deine körperliche Aktivität pro Woche realistisch reservieren?

Zu Beginn deiner sportlichen Karriere lohnt es sich wirklich, etwas genauer hinzusehen. Wo stehst du gerade? Wo liegen deine eventuellen körperlichen Defizite? Je besser du deine körperlichen Schwächen kennst, desto besser kannst du an ihnen arbeiten.

Körperliche Inaktivität kann nicht nur zu Übergewicht, sondern auch zu Beschwerden im Bewegungsapparat führen. Viele chronische Erkrankungen wie Diabetes Typ 2 oder Herz-Kreislauf-Erkrankungen ließen sich durch die richtige Dosis von Bewegung vermeiden oder verbessern. Der Mensch ist ein Bewegungstier und so hat körperliche Aktivität auch einen großen Einfluss auf unsere seelische Gesundheit.

Ich habe jahrelang meine Augen vor meinen Defiziten (Dysbalancen) verschlossen und mit Schmerzen im Bereich der Lendenwirbelsäule, aber auch der Fußfehlstellung gekämpft. Gerade daher ist es meine Passion geworden, dich davor zu bewahren. Denn mit dem Sport ist es wie mit vielen anderen Dingen auch: Wenn wir sie von Beginn an richtig lernen, haben wir später viel mehr Spaß daran.

Wie steht es um deine Fitness?

Dein Ruhepuls gibt Auskunft darüber, wie sehr dein Training wirkt, aber auch, ob dein Körper gerade überfordert ist oder mit einem Infekt kämpft.

Den Ruhepuls misst du am besten gleich am Morgen – noch vor dem Aufstehen und vor jeglichen körperlichen Aktivitäten. Zur Pulsmessung werden – abgesehen von einer Uhr – keine weiteren Hilfsmittel benötigt. Am einfachsten wird der Puls am Handgelenk bestimmt: Der linke Unterarm wird so gedreht, dass die Handfläche nach oben zeigt. Der Zeige- und Mittelfinger der rechten Hand wird dann am Handgelenk der linken Hand auf der Seite des Daumens angelegt. Nun wird die Zahl der Pulsschläge während 30 Sekunden gezählt – diese Zahl mal zwei ergibt den Ruhepuls. Es gilt: Je fitter, desto niedriger ist der Ruhepuls.

Führe ein Trainingstagebuch und notiere dir im Abstand von einigen Wochen den Wert deines Ruhepulses. Die Bandbreite des Ruhepulses ist relativ hoch: Es gibt Menschen, die genetisch bedingt zu den Hoch-Pulsern oder zu den »Niedrig-Pulsern« gehören. Wichtig ist nur, dass du ein Gespür dafür bekommst, dass dein Ruhepuls im Laufe des Trainings sinkt. Ich empfehle dir, den Mittelwert von einigen Wochentagen zu nehmen, um deinen Ruhepuls zu ermitteln. Am einfachsten ist es, den Puls mithilfe einer Pulsuhr zu bestimmen.

Wie steht es um deine Ausdauer?

Du kannst den aktuellen Stand deiner Ausdauer zusätzlich mit einer vereinfachten Form des »Walking Tests« überprüfen und nach einigen Wochen deinen Trainingsfortschritt selbst ermitteln. Verbesserungen und Veränderungen lassen sich nur dann feststellen, wenn du einen Status quo, also deinen Ausgangswert, ermittelt hast. Deine Ausdauerleistung ist nicht nur von deiner körperlichen Fitness, sondern auch von Alter und Geschlecht abhängig.

Du brauchst für diesen Test eine zwei Kilometer lange Teststrecke sowie eine Uhr mit Sekundenzeiger. Es geht mit einer normalen Uhr auch, allerdings empfehle ich dir eine Fitnessuhr mit Herzfrequenzmessung.

Versuche nun, diese Strecke in möglichst kurzer Zeit zurückzulegen, gehe mit forciertem Armeinsatz. Achtung: Die Schultern sind dabei tief, die Ellbogen im spitzen Winkel möglichst eng am Körper und der Rumpf bewegt sich leicht beim Gehen mit. Du darfst aber nicht laufen.

Notiere dir, wie lange du für die Strecke benötigt hast und wie es mit deiner Herzfrequenz aussieht.

Eine detaillierte Testanleitung findest du unter: *https://e-walking.de/walking-test.*

Wie beweglich und mobil bist du?

- *Wie beweglich sind deine Schultern?* Stelle dich mit dem Rücken an die Wand. Versuche mit gestreckten Armen deine Hände an die Wand zu bringen. Die Aufgabe ist korrekt gelöst, wenn dabei Rücken und Po den Kontakt zur Wand nicht verlieren.
- *Wie viel Schulterkraft hast du?* Du stehst mit dem Rücken an der Wand, Ellbogen sind neben dem Körper und nun drückst du dich mit der Kraft deiner Schultern

von der Wand weg. Du solltest diese Übung zehn Sekunden halten können.

- *Wie steht es um deine Beindehnung?* Setze dich auf einen Sessel. Aus der Sitzposition den Fuß mit beiden Händen halten und dabei versuchen, das Bein, so weit es geht, durchzustrecken. (Ich kann es nicht!) Diese Position soll mindestens fünf Sekunden mit gestrecktem Bein gehalten werden können.
- *Teste deine Bauchmuskulatur:* Aus der Rückenlage die Knie im 90-Grad-Winkel beugen. Hebe den Oberkörper mit nach vorne gestreckten Armen. Das Aufrichten sollte ohne Schwung erfolgen. Ziehe dabei deinen Bauchnabel leicht nach innen, die Kraft erfolgt nur aus der Bauchmuskulatur. Die Aufgabe ist gelöst, wenn du dich ohne Schwung hochziehen kannst, die Füße sollten dabei am Boden bleiben.
- *Wie sieht es mit deinem Gleichgewicht aus?* Schließe die Augen und stehe auf einem Bein – hier solltest du mindestens 15 Sekunden sicher stehen können. (Kleiner Tipp: Mit Sportschuhen ist die Übung etwas einfacher.)
  Quelle: Fitness Basic Test Bös und Wydra, 2003

Es ist absolut keine Schande, diese Übungen noch nicht richtig oder noch nicht lange genug ausführen zu können. Damit hast du die Möglichkeit, deine Schwächen zu erkennen und so gezielt an diesen »Baustellen« und Dysbalancen zu arbeiten. In den Bereichen, in denen du bereits sicher bist, gilt es, dies durch regelmäßiges Wiederholen (zweimal pro Woche) zu erhalten. Wenn du bemerkt hast, dass einzelne Übungen dir noch schwerfallen: dran bleiben und üben, üben, üben!

Am besten lässt du dir von einem Fitnesstrainer oder Physiotherapeuten passende Übungen genau für dich zusammenstellen.

Ich stelle oft für meine Kunden kleine Programme (maximal zehn Minuten) zusammen, die sie einfach zu Hause ausführen können.

Wenn du diese Übungen regelmäßig ausführst, wirst du nicht nur im Sport, sondern vor allem im Alltag davon profitieren. Für jede Sportart ist es wichtig, dass Flexibilität und Mobilität im Einklang mit Kraft und Ausdauerleistung stehen. Nur so vermeidest du Verletzungen und Überlastungen deines Bewegungsapparates.

Warum laufen?

Wenn du diese Zeilen liest, so denkst du dir vielleicht. Warum soll ich denn überhaupt mit dem Laufen anfangen? Es gibt so viele sportliche Aktivitäten und nun will mich Béatrice gerade zum Laufen animieren? Vielleicht hast du auch seit deiner Schulzeit eine Abneigung gegen das Laufen? Aber ich kenne noch viele weitere Gedanken, die dir »gute Gründe« gegen Laufen liefern: Laufen *»ist nichts für mich«*, *»Das ist ja nur etwas für superschlanke und sportliche Gazellen.« »Laufen? Das ist ja wohl die ödeste Sportart, die man sich vorstellen kann?« »Ich habe Übergewicht – wie soll ich denn bitte ›gelenkschonend‹ mit dem Laufen beginnen?«*

Ich gebe dir absolut recht: Jede Sportart, die dich interessiert oder die du immer schon mal ausprobieren wolltest, ist gut. In diesem Fall gibt kein »besser« und kein »schlechter«. Aber selbst wenn du schon eine Lieblingssportart hast: Gib dem Laufen eine kleine Chance – ich verrate dir hier warum.

Laufen ist für uns Menschen eine natürliche Form der Fortbewegung, unser Körper ist dafür gebaut. Obwohl wir mittlerweile den Großteil des Tages sitzend verbringen und über glatte Böden spazieren: Unsere Füße und Beine sind ursprünglich zum Laufen ausgerichtet. Auch wenn wir es vielleicht manchmal nicht glauben wollen und können.

Zudem ist das Laufen ein idealer Ausgleichssport, du brauchst keine teure Ausrüstung (nur bei den Schuhen solltest du nicht sparen!) und du kannst ihn praktisch überall ausüben.

Genau so beschreibt es meine Kundin Marika, die Mitte 40 und Mama von zwei Kindern ist. Marika arbeitet halbtags in einem Büro und ist übergewichtig. »Eigentlich habe ich mir immer gedacht, Laufen ist für Menschen wie mich nichts. Ich bin übergewichtig und total unsportlich. Ich habe zufällig dann einen kostenlosen Laufkurs im Internet entdeckt – und plötzlich hat es mich in den Füßen gejuckt und ich wollte das Laufen ausprobieren.

In meinem Leben bleibt so wenig Zeit für mich. Die Arbeit und die Kinder (vor allem die Betreuung meines behinderten Sohnes) erfordern meine ganze Aufmerksamkeit. Ins Fitnessstudio mag ich nicht gehen, ich bin übergewichtig und habe dort immer das Gefühl, alle starren mich an. Für das Laufen kann ich mir dreimal die Woche 40 Minuten am Vormittag freischaufeln – und diese MeTime genieße ich unendlich. Ich laufe bei mir in der Nähe in einem kleinen Waldstück und liebe es, nur für mich zu sein. Okay, ich bin eine langsame Läuferin und lege immer wieder Gehpausen ein, aber ich fühle mich so frei und unbeschwert, wenn ich diese Zeit für mich habe.«

Ich habe Marika virtuell an die Hand genommen. Sie trainiert nach einem Online-Trainingsplan und ich erstelle ein abwechslungsreiches Training (hier darf natürlich auch ein Kräftigungstraining nicht fehlen) für sie. Wöchentlich schickt sie mir ihre Fortschritte, gerade gestern habe ich wieder ein »Ich fühle mich großartig« via WhatsApp bekommen.

Mehr über Laufen bei Übergewicht findest du im Kapitel »„Wirf deine Waage in den Müll – mit dem Jeans-Check zum Knackarsch“ auf Seite 107.

Erwecke den Forrest Gump in dir!

Der Film »Forrest Gump« hat einen Oscar gewonnen. Der Protagonist verliert eines Tages seine Gehschienen und entdeckt, dass er ein sehr schneller Läufer ist. Lauf, Forrest, lauf!

In jedem von uns schlummert das Potenzial, eine leidenschaftliche und glückliche Läuferin zu werden – dafür musst du selbstverständlich weder schnell sein noch einen Marathon zurücklegen. Glaub an dich und deinen Lauferfolg! Es geht nie darum, schnell zu sein, sondern immer nur darum, ins Tun zu kommen und dabei Spaß zu haben. Und glaube mir, das Laufen kann so unendlich viel Spaß und Freiheit bereiten. Beim Laufen ist es ein bisschen wie beim Essen: Der Appetit kommt beim Essen.

Aber lassen wir doch Sabine, Ende 40, lebt im Ruhrgebiet, zu Wort kommen, sie bezeichnet sich selbst als Excouch-Potato: *»Sport ist Mord – das war immer mein Credo. Hin und wieder habe ich Kurse im Ort besucht, einmal ein Training für den Rücken gemacht und bin manchmal ein bisschen Radfahren gegangen. Der Funke ist aber nie so richtig übergesprungen. Schon in der Schule habe ich immer Ausreden gefunden, warum ich nicht am Schulsport teilnehmen kann.«*

Doch vor fünf Jahren änderte Sabine ihr Leben. Damals zwickte und zwackte es bereits an mehreren Stellen an ihrem Körper und die Jeans wurden enger und immer enger. *»Ich suchte eine Sportart, die nicht viel kostet und die ich gleich von der Wohnungstür aus machen kann«*, erzählt Sabine von ihren Anfängen. So hat sie erst mit schnellem Walken gestartet und sich langsam zu einer Kombination aus Laufen und Walken gesteigert. Sabine liebt es, in der Natur zu sein, um abschalten zu können. »Eine kleine Runde am Sonntagmorgen ist für mich wie ein Mini-Urlaub«, schwärmt sie, »ich bin vom Sport richtig angefixt.« Wenn das Wetter schlecht ist, dann steigt sie auf den Hometrainer oder macht zu Hause Turnübungen, um ihre Rückenmuskulatur (der Rücken ist ihr Problemkind) zu stärken. Heute sagt sie: »Wenn ich mein heutiges ICH mit meinem früheren ICH vergleiche, dann kann ich es fast nicht glauben. Wie konnte ich jemals ein Couchpotato sein, wo Bewegung doch so viel Spaß macht?«

Wie starte ich mit dem Laufen?

Was ich in meiner langjährigen Erfahrung als Lauftrainerin sagen kann: Zu Beginn startet jeder zu schnell. Viele flitzen hoch motiviert los, rennen fast um ihr Leben und sind nach wenigen Minuten vollständig außer Atem. Das ist schlecht, denn so macht Laufen keinen Spaß und erstickt jegliche Motivation im Keim. Und sehr oft endet es dann mit den Worten: »Ich bin für das Laufen einfach nicht gemacht!«

Ich starte mit Anfängerinnen und Anfängern immer mit Sequenzen, die abwechselnd Gehen und Laufen beinhalten. Oft schauen mich meine Schützlinge irritiert an. »Wie: laufen und gehen? Lerne ich dann denn wirklich so richtig laufen?

Ja, genau so lernst du laufen! Und zwar, ohne dich zu überfordern und mit viel Spaß. Ich empfehle meinen Laufanfängern zu Beginn, dreimal die Woche die Laufschuhe zu schnüren. Wichtig: Zwischen den einzelnen Laufeinheiten sollte mindestens ein Tag Laufpause sein.

Aber vielleicht lasse ich kurz das Ehepaar Alice und Alexander (beide Anfang 50) von ihrem Laufstart erzählen. Alexander ist leicht übergewichtig und spielt hin und wieder Fußball in einer Männerrunde. Gelaufen ist er noch nie wirklich. Nur einmal, dabei hat er aber festgestellt, dass er bereits nach 300 Metern ein Sauerstoffzelt braucht – und seine Laufkarriere sofort wieder beendet. Seine Frau Alice ist schlank, Raucherin und besucht hin und wieder Fitnesskurse. Regelmäßig gelaufen ist auch sie nie.

Die beiden haben im Juli beschlossen, gemeinsam etwas für die Gesundheit zu tun. Da sie am Rande eines Naherholungsgebiets leben, war das Laufen das Naheliegendste. Gleich bei unserer ersten Einheit hat mir Alexander erklärt: »Ich sag's dir gleich, das wird nie etwas mit mir und dem Laufen. Schau mich einmal an: Ich bin zu dick und ich habe keine Kondition!«

Wir haben also mit einer Minute laufen und einer Minute gehen gestartet. Am Ende der Einheit (wir waren fast eine Stunde unterwegs) hat mich Alexander irritiert angesehen: »Was war denn das? Das hat mir so richtig Spaß gemacht.«

Das Ehepaar hat von mir – so wie alle meine Kunden – ein paar Hausübungen bekommen:

Diese Hausübungen sahen so aus:

- Woche 1 bis 2: zweimal die Woche 40 Minuten laufen und gehen im Wechsel von je einer Minute. Am Wochenende etwas länger (40 bis 60 Minuten).
- Woche 3: zwei Einheiten in der Woche mit zwei Minuten laufen und einer Minute gehen. Am Wochenende wird die Einheit mit Kräftigungsübungen garniert. (Vorschläge dafür gibt es im Kapitel »„Mach den Park zu deinem Fitnessstudio!" auf Seite 184.) Jeweils nach den Laufeinheiten wird die Muskulatur gedehnt (Übungen dazu findest du in diesem Kapitel).
- Woche 4: drei Minute laufen – eine Minute gehen.

Danach steigerten wir die Einheiten erst auf fünf Minuten laufen und eine Minute gehen und die Wochen darauf sollten dann sechs bis zehn Minuten langsam durchgelaufen werden.

Im Juli haben Alexander und Alice mit ihrem Training gestartet und konnten im September bereits ihren ersten Fünf-Kilometer-Lauf absolvieren – sie sind damals mit einem großen Grinser Hand in Hand ins Ziel gelaufen. »Die Laufschuhe haben wir jetzt immer im Urlaub dabei«, bemerkte Alexander kürzlich augenzwinkernd. »Es macht so viel Spaß, eine Stadt laufend zu erkunden – und das Frühstück danach schmeckt dann besonders gut.«

Bitte keinen Kaltstart – wir wärmen uns auf

Aber von Anfang an: Aufwärmen ist immer wichtig. Gerade in der kühlen Jahreszeit ist es ratsam, die Muskulatur dynamisch vor dem Laufen für zirka fünf Minuten aufzuwärmen.

Dafür gibt es verschiedene Möglichkeiten: Knie zur Brust ziehen, Rumpf und Schulter kreisen, Fußgelenke und Hüften kreisen lassen und vieles mehr. Danach starten wir mit einer Minute schnellem Gehen, anschließend folgt eine Minute lockeren Laufens. Bereits in der ersten Einheit sind wir schon 50 Minuten am Stück unterwegs. *Du wirst sehen, das klappt hervorragend.*

Mit der Zeit verlängerst du die Laufphasen und verkürzt die Gehpausen (oder ersetzt diese durch Traben). Du wirst sehen, dass du mit dieser Methode sehr schnell in einen Laufrhythmus findest, der dich zwar fordert, aber nicht überfordert. In den Gehpausen sinkt dein Puls und du kommst wieder gut zum Schnaufen. Die Laufeinheiten machen dir immer mehr Spaß, denn du merkst selbst: *Ich werde zur Läuferin.* Ich habe anhand dieser bewährten Methode schon sehr viele Anfängerinnen zu begeisterten Läuferinnen gemacht.

Am einfachsten ist es, mit einem Intervall-Timer (meiner heißt *Gymboss*) zu laufen. Du programmierst deine Lauf- und deine Geh-Intervalle und wirst durch ein Piepsen an das jeweilige Intervall erinnert. Natürlich kannst du dir auch auf deinem Handy mittels Apps Intervalle programmieren. So musst du dich auf nichts anderes als das Laufen konzentrieren.

Das richtige Outfit für deinen Erfolg

Laufen kostet so gut wie nichts. Auch deine Sportklamotten kannst du zu Beginn deiner Karriere ohne Weiteres erst einmal bei Billiganbietern kaufen. Für mich gibt es nur zwei Dinge, an denen du bitte nicht sparen solltest: Ein guter Lauf-BH ist jeden Cent wert und sowohl für Frauen mit kleiner als auch vor allem für Frauen mit größerer Oberweite unerlässlich.

Deine zweite Investition muss für gute und vor allem passende Laufschuhe sein. Bitte kaufe dir nicht irgendwelche Schuhe aus dem Internet oder beim Discounter, sondern investiere Geld und etwas Zeit für eine fundierte Beratung im Fachhandel. Denn unsere Füße werden beim Laufen enormen Belastungen ausgesetzt – die Schuhe sollten optimal zu dir und deinen Bedürfnissen passen.

Das hat auch für den Fußexperten und begeisterten Triathleten Hans-Jörg Trnka spezielle Bedeutung. »Der gute Sportschuh ist besonders wichtig. Der Marke kommt dabei keine Bedeutung zu, allerdings ist nicht jede Marke und jede Leiste der richtige Schuh für jeden Läufer. Wenn der Laufschuh zum Beispiel eher weit geschnitten ist, hat die Ferse mehr Platz zum Knicken. Die Ferse führt dann den Vorfuß und dies ist ungünstig. Allerdings braucht auch nicht jeder Läufer oder Laufanfänger einen Pronationslaufschuh (einen Schuh, der das Knicken nach innen verhindert) – heute geht man bereits von der Überstützung des Fußes weg. Ganz wichtig: Der Laufschuh sollte nicht zu alt sein. Das Dämpfungsmaterial ist dem Verbrauch unterworfen. Wenn man auf die Hinterseite des Schuhs draufdrückt, spürt man die Dämpfung. Wenn das Material alt ist, dann bleibt es gequetscht und es ist somit keine Dämpfung mehr vorhanden. Dann muss der Schuh ausgetauscht werden.«

Bitte kauf dir deine ersten Laufschuhe immer im Fachhandel und lass dich dort beraten. Die Investition in einen guten Laufschuh (den du ja auch für viele Alltagsaktivitäten verwenden kannst), ist für mich die Basis für ein glückliches Läuferleben.

Ein erfahrener Verkäufer, eine erfahrene Verkäuferin wird dich fragen, wie oft du vorhast zu laufen und auf welchem Untergrund (Asphalt oder Gelände) du vorwiegend unterwegs bist. Wenn du zusätzlich zum Laufen gerne walkst, wird im Fachhandel ebenfalls der für dich richtige Schuh gefunden werden. Anhand einer Lauf- und Gehanalyse kann genau ermittelt werden, welcher Schuh perfekt für dich und deine Bedürfnisse passt. Bitte nimm dir Zeit für den Kauf deiner Laufschuhe! Wenn möglich, sollest du dir am späten Nachmittag neue Schuhe kaufen, denn dann sind deine Füße größer. Falls du Einlagen trägst, nimm diese zum Einkauf mit.

So viel Zeit muss sein: dehnen

Nicht nur beim Laufen, auch im Alltag (zum Beispiel wenn wir viel liegen und sitzen) verkürzen sich unsere Muskeln. Manche Muskeln neigen mehr zum Verkürzen, andere werden schwächer. Hier unterscheiden wir zwischen zwei Faserntypen der Muskulatur (aus Medical Running, S. Larsen et al. 2019): Die tonischen Muskeln verrichten die Haltearbeit und wir finden diese dort, wo unser Körper Haltearbeit leistet – beim Stehen, Gehen und Laufen. Rückenmuskulatur links und rechts der Wirbelsäule, unsere Hüftbeuger, die Beinmuskeln und auch die Nacken-, Schulter- und Brustmuskulatur neigen zu Verspannungen und somit zu Verkürzungen. Dann gibt es die phasische Muskulatur, die Bewegungsarbeit leistet und eher zum Abzuschwächen neigt. Diese Fasertypen finden wir zum Beispiel in der Fußmuskultur, Bauchmuskulatur und im Gesäß. Wichtig ist es, die phasischen Muskeln zu kräftigen und die tonische Muskulatur zu dehnen.

Beim Laufsport werden vor allem die Muskeln auf der Oberschenkelrückseite und die Wadenmuskulatur stark beansprucht. (Das gilt natürlich auch fürs Wandern.)

Aus eigener leidvoller Erfahrung kann ich dir ans Herz legen, von Anfang an mit Dehnübungen mit Fußgymnastik zum Stärken deiner Fußmuskulatur deinen Beinen und Füßen Gutes zu tun.

Viele Übungen für deine Füße findest du im Kapitel »Nimm deine Füße in die Hand«. An dieser Stelle möchte ich dir nur zwei Blitzübungen vorstellen, die du einfach zu Hause machen kannst.

- *Beinrückseite dehnen* – du brauchst einen Hocker und ein aufgerolltes Handtuch: Stelle dich vor den Hocker – die Füße sind parallel – und beuge deinen Oberkörper langsam nach vorne. Lege die Handfläche auf die Sitzfläche ab und schiebe das Becken nach hinten, bis sich die Hüfte etwas hinter den Fußgelenken befindet. Die Übung wird einfacher, wenn du etwas näher an den Hocker oder Sessel heranrückst. Versuche nun, das Steißbein leicht nach oben in Richtung Decke anzuheben – das verstärkt die Dehnung. Wenn du die Dehnung noch weiter intensivieren möchtest, stelle deine Vorfüße auf eine Handtuchrolle.
- *Beinrückseite, Wade, Plantarfaszie und Achillessehne dehnen* – du brauchst eine eingerollte Matte oder eine Handtuchrolle: Setze dich mit dem Gesicht zur Wand auf die Rolle und strecke deine Beine lang vor dir aus. Stelle nun beide Fußsohlen flach an die Wand, drücke

dabei deine Fersen fest gegen die Wand. Deine Knie sollten dabei nicht stark durchgedrückt sein, aber auch nicht gebeugt – entspanne einfach deine Oberschenkel. Lasse nun deinen Oberkörper entspannt nach vorne sinken, beuge dich dabei aus der Hüfte heraus nach vorne. Deine Wirbelsäule sollte nicht rund werden, sprich dein Rücken gerade bleiben. Falls es für dich möglich ist, lege die Handflächen an die Wand. Wenn deine Beinrückseite sehr verspannt ist (wie es zum Beispiel bei mir der Fall ist), dann reicht es auch, gedanklich die Wand mit den Fingern zu berühren. Halte die Dehnung für einige Atemzüge.

Zu diesen Übungen rät auch Fußexperte Hans-Jörg Trnka. »Ganz besonders wichtig ist es, die Wadenmuskulatur regelmäßig zu dehnen (nach dem Sport, aber auch nach dem Tragen von Stöckelschuhen), um Verkürzungen zu vermeiden. Der sogenannte Fersensporn selbst macht keine Probleme, die Entzündung der Fußsohlen-Sehne (Plantarfaszie) hingegen ist sehr schmerzhaft. Beim Fersensporn schaffen wir es meist mit konsequent durchgeführten Dehnungsübungen, die Schmerzen weitgehend zu verhindern.«

Kein Laufen ohne Stabilitätstraining

Laufen darf und soll dir Spaß machen und nicht das Gefühl geben, dass du nach einer Laufrunde im Park ein Sauerstoffzelt brauchst.

Und noch ein Tipp: Denke zu Beginn deiner Laufkarriere nicht allzu viel über deinen Laufstil nach. Zu Beginn ist es wichtig, in einen guten Rhythmus zu finden. Der Spaß an der Bewegung, die Freude, in der Natur zu sein, die sollten im Vordergrund stehen. Wenn du dann allerdings einige Kilometer durchlaufen kannst, lohnt es sich, Tipps von einer Expertin oder einem Experten zur Verbesserung deines Laufstils zu holen. Besonders gut ist es, wenn du dir von einem Trainer (es werden fast überall sehr gute Lauftechnik-Seminare angeboten) Übungen für das »Lauf-ABC« zeigen lässt. Diese »Laufschule« ist ein ideales Instrument, um deine Laufökonomie zu erhöhen und deine Technik durch Verbesserung deiner Koordination zu fördern.

Was zudem wichtig ist, ist, für eine Rumpfstabilität und eine stabile Körpermitte zu sorgen. Auch das sind wichtige Ingredienzien für deinen Lauferfolg. Oft sieht man Läufer, die mit dem Oberkörper zu viel Schwung holen und scheinbar nach links und rechts »baumeln«. Das sieht nicht nur kraftlos aus, es ist auch unökonomisch und vor allem nicht gesund für deine Wirbelsäule – oft endet dieser »Laufstil« in »ordentlichen« Kreuzschmerzen. Daher halte ich das »Core-Training« für einen wichtigen Punkt bei deinem Trainingsplan. Als Core (engl. für »Kern«)-Training wird das Stärken der Rumpfmuskulatur bezeichnet.

Mit wenigen Übungen, die du gut während deines Lauftrainings absolvieren kannst, beugst du Kreuzschmerzen vor und bekommst zusätzlich einen definierten Körper. Kniebeugen, Ausfallschritte, Trizeps-Dips und Liegestütze gehören zu den klassischen Stabilitätsübungen, die du im Freien im Sommer und im Winter ausführen kannst. Mache jede Parkbank und jeden Baumstamm zu deinem Fitnessgerät! So peppst du deine Laufrunde auf. Laufen ist nicht fad, sondern kann sehr abwechslungsreich sein!

Fordern, aber nicht überfordern – meine Wohlfühltipps

Aller Anfang ist schwer, ja! Aber immens wichtig. Denn Laufen macht nur Spaß, wenn du es von Beginn an richtig angehst. Auch wenn wir Menschen zum Laufen »gemacht« sind – das viele Sitzen und die langen Phasen der Untätigkeit hinterlassen ihre Spuren. Daher: Geh es langsam an und du wirst über Jahrzehnte hinweg Freude am Laufsport haben. Plane deine laufende MeTime in deinen Kalender ein. Du wirst sehen, für eine kleine gemütliche Laufrunde ist sogar in einer stressigen Woche immer noch »Zeit« – und gibt dir vor allem deine Energie wieder zurück. Nicht umsonst heißt es: Lauf deinen Sorgen davon.

Viele Läuferinnen und Läufer beenden ihr Lauftraining wieder, weil es zwickt und zwackt oder weil sie denken, dass sie nicht das ganze Jahr über durchlaufen können. Wenn du meine Tipps beherzigt, wirst du dranbleiben und dich schon bald in die Riege der leidenschaftlichen Läufer einreihen.

Gewusst wie, ist das nicht so schwierig!

- *Starte langsam mit dem Lauftraining.* Wechsle am Anfang zwischen Gehen und Laufen ab und erhöhe erst mit der Zeit die Laufstrecken.
- *Investiere in gute Laufschuhe.* Lass dich im Fachhandel beraten und suche die besten Schuhe für dich aus – deine Füße haben es verdient.
- *Teste dich.* Kontrolliere, wie es mit deiner Beweglichkeit steht und ob du muskuläre Defizite und Dysbalancen hast.
- *Hole dir Hilfe von Expertinnen und Experten.* Lass dir ein maßgeschneidertes Trainingsprogramm für zu Hause zusammenstellen.

- *Aufwärmen, dehnen und Core-Training.* Gewöhne dir gleich von Beginn deiner Laufkarriere einen richtigen Ablauf deines Trainings an. Beginne deine Laufeinheiten immer mit dem richtigen Aufwärmen. Mache während deiner Läufe regelmäßiges Stabilitätstraining durch. Und denke immer wieder an deine Dehnungsübungen.
- *Einfach tun.* Denke nicht lange nach – starte einfach heute!

Be active - so kann ich dir helfen

Auf meiner Homepage gibt es ein Videoclip mit einigen Core-Power-Übungen:
www.beatrice-drach.com/core-power-uebungen

Eine weitere, sehr effektive Möglichkeit, deine Rumpfmuskulatur zu trainieren, ist Pilates.
Höre dir auf meiner Seite die Podcasts zum Thema an:
- Pilates ist etwas für jedermann
- Mach den Park zu deinem Fitnessstudio

Schneller fit, schneller glücklich, schneller gesund – Laufen fast als Allheilmittel?

Warst du in der Zwischenzeit nun schon mal laufen? Dann hast du sicher festgestellt, dass es dir so richtig guttut. Du wuppst deinen Alltag besser, hast mehr Energie und vermutlich hat sich auch deine Laune schon gebessert.

Ich persönlich kann mir ein Leben ohne das Laufen gar nicht mehr vorstellen. Wenn du dich daran gewöhnt hast, dann ist es möglich, das du bei deinen Runden auch richtig in den *Flow* gerätst – und du spulst deine Kilometer mit einem breiten Grinsen ab (an den meisten Tagen zumindest). Wenn du dich jetzt fragst, was der *Flow* ist? Das ist dieses wunderbare Gefühl, als könnte man jetzt ewig weiterlaufen.

Oft wird uns Läuferinnen und Läufern zwar nachgesagt, dass wir den Problemen des Lebens einfach davonlaufen. Und, ehrlich, in einigen wenigen Fällen ist es auch so. Ich habe allerdings die Erfahrung gemacht, dass Laufen eher wie Psychohygiene wirkt. Die rhythmischen und automatisierten Bewegungsabläufe machen dich ruhiger, lassen dich klarer denken, helfen dabei, deine Gedanken zu sortieren und Stress abzubauen. Dass Laufen dazu sehr gesund ist, ist natürlich ein weiterer nicht zu verachtender Grund, um dabeizubleiben. Aber darüber haben wir im letzten Kapitel ausführlich geplaudert.

In diesem Kapitel möchte ich dir zeigen, dass Laufen

dich nicht nur fitter, sondern auch glücklicher, erfolgreicher und belastbarer machen kann.

Der lange Atem führt zum Erfolg

Wenn du öfter gelaufen bist, kommt in dir vielleicht der Wunsch hoch, dich zu steigern. Schneller zu laufen, länger zu laufen und vielleicht sogar einmal bei einem Laufbewerb mitzumachen. Viele Laufanfänger streben als Ziel ihren ersten Fünf-Kilometer-Volkslauf an. Ein konkretes Ziel ist wichtig, denn es hilft beim Dranbleiben.

Dieses »Fünf-Kilometer Ziel« ist nach etwa dreimonatigem Training (wenn du zwei- bis dreimal die Woche die Laufschuhe schnürst) sehr realistisch. Ziel sollte es sein, diesen angestrebten Volkslauf langsam durchlaufen zu können – selbstverständlich sind auch hier kurze Gehpausen absolut erlaubt. Du wirst feststellen, an Laufbewerben nehmen nicht nur super durchtrainierte schlanke Menschen Mitte zwanzig teil, sondern ganz im Gegenteil: Gerade bei Volksläufen tummeln sich Herr und Frau Otto und Ottilie Normalverbraucher. Die Läufe laden am Ende der Veranstaltung meist zu einem geselligen Beisammensein ein und sind Feste für die ganze Familie. Sehr oft werden zusätzlich zu den Laufbewerben Wettläufe für Kinder sowie für das Nordic Walking angeboten.

Trainingsprogramme für Wettkämpfe haben unglaublich viele Analogien zum Leben und zum Erreichen von Zielen. Wenn du an einem Laufwettkampf teilnehmen willst, brauchst du einen realistischen Plan, eine Zeitvorgabe und den Willen zum Dranbleiben. Dieser sprichwörtlich lange Atem zum Erfolg, den du beim Training lernst oder lernen musst, kann dich in allen Situationen deines Lebens gut unterstützen. Selbstverständlich bist du auch dann eine richtige Läuferin, wenn du nicht an Laufbewerben teilnimmst. Meine Erfahrung hat mir allerdings gezeigt, dass es wesentlich leichter ist, seine Ziele zu erreichen, wenn man sie mit einem Wettkampf in Verbindung bringt. Denn unser Gehirn tut sich sehr schwer mit der Vorstellung »Ich möchte fit sein und schneller laufen können«. Wesentlich leichter für unsere Vorstellungskraft sind konkrete Ziele und Visualisierungen, wie: »Ich möchte den Lauf XY laufen und werde leichtfüßig ins Ziel kommen.«

Ich kann dir aus jahrelanger Erfahrung versichern, es lohnt sich! Es gibt so viele Situationen, in denen ich mich einfacher tue beim Durchhalten – sei es im beruflichen oder im Privatleben. Ein Ziel anzuvisieren, es sich bildlich vorzustellen und dann darauf hinzuarbeiten, macht nicht nur Spaß, es stärkt auch das Selbstvertrauen und hilft dranzubleiben. Auch im Beruf und im Privatleben erleben wir immer wieder Situationen, wo wir ganz gerne einmal den sprichwörtlichen Hut darauf werfen würden. Das Dranbleiben am Sport, das immer wieder Weitermachen, auch wenn man an manchen Tagen vielleicht nicht so richtig Lust drauf hat (weil eben das Wetter mies ist), hat mir schon geholfen, auch bei beruflichen Projekten besser durchhalten zu können.

Du musst aber weder einen Wettkampf, geschweige denn einen Marathon absolvieren, um die vielen positiven Effekte des Laufens spüren und auch sehen zu können. Aus jahrelanger Erfahrung als Lauftrainerin kann ich dir berichten: Für die meisten Läuferinnen und Läufer ist es ein erklärtes Ziel, an einer Laufveranstaltung teilzunehmen – und natürlich auch ein tolles Erlebnis. Die Atmosphäre vor dem Start, das gemeinsame Loslaufen, das Anfeuern am Streckenrand und schließlich die Medaille nach dem Zieleinlauf – das alles zusammen macht ein einzigartiges Erlebnis aus. Ich bin letztes Jahr bei einer Berglaufveranstaltung Vorletzte geworden. Meine Freundin, eine sehr gute Bergläuferin, ist neben mir gelaufen und wir hatten so viel Spaß gemeinsam. Und weißt du, was sie mir gesagt hat? »Es ist keine Schande, eine der Letzen zu sein – und von uns gibt es viel mehr Fotos als vom Mittelfeld, also lass uns so richtig grinsen.«

Und recht hat sie gehabt! Uns beide gibt es auf unzähligen Bildern des Wettbewerbs – denk immer daran, wenn du Angst hast, zu langsam zu sein.

Such dir einen Zielwettkampf aus. Das kann ein Volkslauf von fünf Kilometern sein oder vielleicht eine Runde um einen schönen See. Und starte nun, dir dein Ziel zu visualisieren. Stell dir also vor, wie du ins Ziel einläufst und wie du dich einfach nur großartig fühlst. Ich empfehle meinen Kunden stets, sich ein Zwischenziel auszusuchen, damit das Dranbleiben leichter fällt. Das könnte zum Beispiel so aussehen: Wenn dein Volkslauf im Sommer stattfindet, dann suchst du dir für April eine Strecke von drei Kilometern aus, die du für dich als Testlauf absolvierst. Versuche, dir dreimal die Woche Zeit für das Laufen einzuplanen. An zwei Tagen davon bist du 40 Minuten unterwegs, am Wochenende planst du einen längeren Lauf von zirka einer Stunde. Später in diesem Kapitel findest du Tipps für deine Trainingsstruktur. Bastle dir ein Trainingstagebuch – in diesem vermerkst du genau, wie es dir beim Laufen gegangen ist, was du gesehen hast und wie du dich gefühlt hast. Vielleicht möchtest du dich auch zwischendurch mit einem neuen Laufshirt, einem Laufrucksack oder Ähnlichem für dein Dranbleiben belohnen? Befrage das Internet, ob es nicht in der Wohnnähe eine Laufgruppe gibt, der du dich anschließen kannst. Ich finde, dass Laufen in der Gruppe mehr Spaß macht und es dir dann leichter fällt dranzubleiben.

Nach neun Monaten Training nach Plan schrieb mir meine Kundin Verena via WhatsApp: »*Am 1. Februar bin ich das erste Mal mit dir laufen gegangen, Béatrice, nach so langer Zeit. Neun Monate später bin ich insgesamt bereits tausend Kilometer gelaufen – und fast jeden bin ich gerne gelaufen. Du und dein Mann haben es geschafft, dass ich das erste Mal bei der Sache geblieben bin, mit immer guter Laune und viel Freude. Ihr habt mich gelehrt, jedes Wetter auszunutzen und dass es wirklich keine Ausreden gibt. Danke!«*

Jedes Mal, kommt etwas dazwischen …

Veronika, Anfang 30 und Zweifach-Mama von Kindern im Volksschul- und Kindergartenalter, startete mit Jahresbeginn ihren Trainingsplan, um ihren ersten »richtigen« Halbmarathon zu laufen. Ich kann mich noch gut an die Situation erinnern. Als Veronika das erste Mal in meiner Beratung saß, blickte sie mich mit ihren großen wunderschönen Augen hoffnungsvoll an: »Meinst du, ich schaffe es, endlich einmal an etwas dranzubleiben? Jedes Mal, wenn ich mit dem Sport anfange, kommt irgendetwas dazwischen und ich höre wieder auf. Ich bin dann immer schrecklich enttäuscht von mir selbst, davor habe ich große Angst. Dennoch wünsche ich mir, dass ich mich in meinem eigenen Körper wieder so richtig wohlfühle und mich endlich wieder spüre.«

Vor vielen Jahren hat Veronika schon einmal versucht, für einen Halbmarathon zu trainieren. Allerdings ohne strukturiertes Training, und bald war sie einfach überfordert … und hörte auf. Ich merkte bereits bei unserer ersten Trainingseinheit, dass in Veronika ein großes Potenzial schlummert – in ihrer Schulzeit lief sie sehr schnell und wir wissen, dass unser Körper diese »Bewegungserinnerung« rasch wieder abrufen kann. Studien besagen, dass Kinder, die viele unterschiedliche Bewegungsformen und Sportarten ausprobiert haben, noch Jahrzehnte später davon profitieren. Die einmal gelernten Bewegungsmuster bleiben im Gehirn gespeichert. Wenn du als Kind Rad fahren oder eislaufen gelernt hast, kannst du dieses Können auch als Erwachsener noch abrufen – selbst dann, wenn du seit deiner Kindheit nicht mehr eisgelaufen bist.

Für die meisten Personen hilft ein Plan, die richtige Struktur für ihre läuferischen Ziele zu finden. Ihr maßgeschneiderter Trainingsplan umfasst drei bis vier Laufeinheiten pro Woche, begleitet von einem Ganzkörpertraining, um eine gute Rumpfstabilität zu erlangen. Da Veronika zudem auch ihre »Babykilos« wegbekommen wollte, hatte sie zusätzlich ihre Ernährung umgestellt und verzichtete vom Start unseres Trainings an weitgehend auf Zucker. Bitte frag mich nicht, *wie* sie das geschafft hat! Ich bin eine bekennende Naschkatze und gebe zu, dass ich auch noch nie auf Süßes verzichtet habe. Ich ziehe meinen Hut vor Menschen, die dies schaffen.

Dank ihrer Ernährungsumstellung und des strukturierten Trainings hat Veronika nach einem halben Jahr zehn Kilo verloren, jede Menge Muskelmasse aufgebaut und ist zudem einen sehr schnellen Halbmarathon gelaufen. Der schöne »Nebeneffekt«: Das Laufen hat der jungen Frau wieder »MeTime« in ihr Leben und sie so richtig zum Strahlen gebracht.

Veronika ist Mama von zwei kleinen Kindern, berufstätig und hat einen Mann, der beruflich bedingt nur sehr wenig zu Hause ist. Sie hat mir einmal mehr gezeigt: Wenn du etwas wirklich möchtest und nach Plan vorgehst, dann kannst du es durchhalten.

Wie werde ich schneller?

Fast jede Läuferin und jeden Läufer packt irgendwann einmal der Ehrgeiz und sie oder er will schneller werden. Oder es gibt eine Wunschzeit, die du dir vielleicht für einen Firmenlauf vorstellst und gerne erreichen möchtest. Wenn du seit einigen Jahren läufst, dann erwacht in dir womöglich der Wunsch, deinen ersten Halbmarathon oder eines Tages vielleicht sogar einen Marathon zu laufen.

Für all diese Vorhaben braucht es keine große Hexerei, sondern nur Struktur und Abwechslung für dein Training. Falls dich dieser Wunsch nicht oder noch nicht gepackt hat, ist das allerdings genauso völlig in Ordnung. Wichtig ist der Spaß an der Sache!

Intervalle für deine Schnelligkeit

Natürlich darfst du weiter in deinem Wohlfühltempo laufen, aber um schneller zu werden, müssen nun auch Intervalle auf dein Laufmenü. Ich weiß, jeder Läufer stöhnt beim Wort Intervalle, aber du musst keine Angst davor haben. Intervalltraining ist eine tolle Möglichkeit, um die Fettverbrennung anzuregen und um schneller zu werden. Hin und wieder die eigene Komfortzone zu verlassen, tut gut und gibt dir Selbstsicherheit. Am Ende jedes Intervalltrainings sind meine Kundinnen zwar immer recht durchgeschwitzt, strahlen aber über das ganze Gesicht und geben zu: »So schlimm war das ja gar nicht.« Wenn du körperlich gesund bist, darfst du deinen Körper einmal pro Woche etwas herausfordern. Dein Puls steigt bei den Intervallen zum Teil sehr hoch an, das ist allerdings nicht gefährlich, wichtig ist nur, dass der Puls in den Geh- oder Trabpausen wieder sinkt.

Beim Intervalltraining wechseln kurze, schnell gelaufene Laufdistanzen mit Geh- bzw. Trabpausen ab. Ziel dieser

Einheiten ist es, an deiner Grundschnelligkeit zu arbeiten. Bei dieser Trainingseinheit verlässt du deutlich deine Komfortzone und dein Herz-Kreislauf-System wird so richtig in Schwung gebracht (wahrscheinlich pocht dir dein Herz zu den Ohren heraus). Aber, das verspreche ich, die Dusche danach fühlt sich dafür richtig göttlich an. Kurze und knackige Einheiten machen deinen Kopf frei und geben dir das Gefühl, wirklich alles schaffen zu können.

Du kannst einen Intervalllauf zum Beispiel so anlegen, dass du dir einen Timer für je drei Minuten langsames Laufen und drei Minuten schnelles Laufen programmierst und diese Abfolge für die Dauer von dreißig Minuten wiederholst. Viele Pulsuhren haben ebenfalls Funktionen, in denen du dir die Intervalle auch nach Meterangaben einstellen kannst. Du kannst dir zum Beispiel hundert Meter einstellen, diese möglichst schnell laufen und beim Ertönen des akustischen Signals machst du eine Gehpause von einer Minute. Diese Sequenz wiederholst du sechs Mal. *Ganz wichtig:* Laufe dich immer gemütlich ungefähr zehn Minuten langsam ein, bevor du deine Intervalleinheit startest.

Intervalle kannst du in der Ebene wie im Gelände (Hügelintervalle) absolvieren. Besonders gut eignen sich Intervalle, um etwas an der Lauftechnik zu arbeiten – so kannst du deinen Laufstil fast nebenbei verbessern, denn wer schneller laufen will, muss auch schnell laufen können. Bei kurzen und schnellen Läufen kannst du versuchen, mehr auf dem Mittelfuß zu laufen. Für diese Einheiten empfiehlt es sich meist, leichtere Laufschuhe anzuziehen.

Katharina (50 Jahre) läuft seit eineinhalb Jahren, seit Kurzem führe ich mit ihr ein kurzes und knackiges Intervalltraining durch: Wir starten mit einer gemütlichen und sehr langsamen Laufrunde von 20 Minuten im Park. Danach legen wir mit den Intervallen los: 25 Sekunden schnell laufen, 45 Sekunden traben oder gehen. Diese Sequenz wiederholen wir zehn Mal, danach traben wir fünf Minuten ganz langsam. Nun läuft sie wieder 25 Sekunden schnell und 45 Sekunden trabt sie, wiederholt dies aber nur fünfmal Nach einem gemütlichen Auslaufen von acht bis zehn Minuten beenden wir die Laufeinheit. Katharina liebt diese Einheiten, auch wenn sie zwischendurch immer wieder einmal stöhnt. Aber, so berichtet sie mir: Die schnellen Sprints von 25 Sekunden geben ihr jedes Mal das Gefühl, fliegen zu können.

Ein Tipp: In der Gruppe sind Intervalle wesentlich lustiger und du hältst zudem besser durch. Wenn du niemanden findest, der mit dir gemeinsam läuft, kein Problem: In einigen Facebook-Gruppen und Online-Laufplattformen werden virtuelle Trainingsläufe angeboten. Ihr verabredet, zu einer bestimmten Uhrzeit eine vorgegebene Kilometeranzahl zu laufen. Ihr lauft zwar an unterschiedlichen Orten, aber dennoch nicht allein. Im Anschluss an das Training postest du einen Screenshot einer Laufuhraufzeichnung direkt in die Gruppe. Eine tolle Möglichkeit, »gemeinsam« zu laufen.

Der Tempo-Dauerlauf

Ein Tempo-Dauerlauf bringt dich rundum besonders gut auf Trab: Dein Herz-Kreislauf-System, aber auch der Bewegungsapparat (Sehnen und Bänder) müssen sich an das Laufen mit Tempo (Geschwindigkeit) erst gewöhnen. Diese Anpassung dauert viele Wochen und Monate. Mir wird manchmal etwas flau, wenn ich höre, wie schnell manche Läufer ihre Laufumfänge steigern – Verletzungen resultieren nämlich meistens genau daraus. Im Tempolauf versuchst du, eine vordefinierte Zeitspanne lang ein schnelleres Lauftempo zu halten. Als Beispiel: Du startest mit zehn Minuten langsamem Einlaufen und läufst dann 20 Minuten ein Tempo, bei dem du dich nicht mehr unterhalten könntest. Hier helfen Powersongs sehr gut, um dich zu motivieren. Stelle dir am

Handy eine Playlist dafür zusammen. Wichtig: Du sollst dich bei diesem Lauf fordern, aber nicht überfordern. Achte darauf, dass du nicht zu schnell startest.

Eine Teilnahme an einem Volkslauf fällt zum Beispiel in die Kategorie Tempolauf. Ich rate dir sehr dazu, dich einmal für so einen Wettkampf anzumelden. Denn Wettkämpfe motivieren, machen Spaß und sie helfen dir sehr dabei, deine Komfortzone zu verlassen.

Wenn du schon länger läufst und dir als Ziellauf zum Beispiel einen Zehn-Kilometer-Lauf oder einen Halbmarathon aussuchst, dann macht es Sinn, als Vorbereitung für das große Ziel mit Zwischenzielen zu arbeiten. Du wählst dir dann eine Unterdistanz aus (für einen Halbmarathon wären das Bewerbe zwischen zehn und 14 Kilometern) für einen Zehn-Kilometer-Lauf bietet eine Laufstrecke von sieben Kilometern einen guten Zwischencheck deines Training.

Langsame Läufe für einen optimalen Fettstoffwechsel

Einmal pro Woche sollte ein langer, langsamer Lauf im niedrigen Pulsbereich auf dem Plan stehen. Dies ist vor allem für fortgeschrittene und ambitionierte Läuferinnen wichtig, die einen Halbmarathon oder Marathon anstreben. Während dieser langen, langsamen Läufe nimmst du außer Wasser keine Nahrung zu dir – das ist ein effektiver Weg, um deinen Fettstoffwechsel zu trainieren. Eine Kombination aus Intervalltraining und Longjogs lässt dein Fett schmelzen. Denn der Körper wird darauf trainiert, nicht nur den leicht verfügbaren Zucker zu verbrennen, sondern in weiterer Folge auch auf seine Fettreserven zurückzugreifen. Nachdem deine Füße bei dieser Form des Trainings leichter ermüden, empfiehlt es sich, einen Laufschuh mit mehr Stabilität anzuziehen.

Um im für dich passenden Pulsbereich unterwegs zu sein, empfehle ich dir die Anschaffung einer Pulsuhr.

Warum die richtige Pulsfrequenz wichtig ist, erklärt Johannes Drach so: »Regelmäßiges Ausdauertraining hilft dem Herz, ökonomischer zu arbeiten: Das Herz ist ein spezieller Muskel, der das Blut durch die Blutgefäße unseres Körpers pumpt. Wie jeder Muskel des Körpers kann auch der Herzmuskel trainiert werden, und das gelingt am wirksamsten durch Ausdauertraining. Durch Ausdauersportarten wie eben Laufen wird erreicht, dass mit jedem Herzschlag ein größeres Blutvolumen transportiert wird – der Herzmuskel wird also weniger belastet. Sportlich aktive Menschen und Ausdauersportler bemerken diesen Effekt anhand eines niedrigen Werts für den Ruhepuls. Mit der Entlastung des Herzmuskels gelingt auch die Senkung des Risikos für einen erhöhten Blutdruck.«

Die optimalen Pulswerte für dein Training können nur durch eine Ausbelastung (Ermittlung des Maximalpulses) bestimmt werden. Bitte vertraue nicht dubiosen Formeln im Internet, gehe unbedingt zu einem Fachmann. Wenn du dir und deinem Körper etwas Gutes tun möchtest und dein Training optimal steuern willst, dann solltest du dich fachmännisch austesten lassen. »Der Maximalpuls ist der Pulswert, den der Mensch unter maximaler Anstrengung erreicht. Dieser Wert kann individuell unterschiedlich sein und sagt nichts über den Trainingszustand aus. Der Maximalpuls wird lediglich vom Alter beeinflusst – er nimmt mit zunehmendem Alter langsam ab. Die häufig zitierten Formeln zur Bestimmung des Maximalpulses sind für den einzelnen Menschen ungeeignet – es gibt zum Teil erhebliche individuelle Abweichungen von diesem letztlich nur geschätzten Wert. Einzig eine Leistungsdiagnostik mit Ausbelastung kann einen zuverlässigen Wert für den Maximalpuls liefern«, meint dazu der Mediziner Johannes Drach.

Wenn du noch nicht lange und/oder nicht länger als

zehn Kilometer läufst, dann ist das Training nach Herzfrequenz-Steuerung nicht notwendig. Eine Ausbelastung beim Fachmann würde ich dir dennoch empfehlen. Sie gibt dir die Gewissheit, dass sich dein Herz auch bei Belastung gut erholen kann. Du kannst dich auf einem Laufband, aber auch auf einem Fahrradergometer austesten lassen.

Stabitraining für den Rumpf

Um deinen Laufstil ökonomisch zu halten, deine Balance zu fördern, aber auch um deine Haltemuskulatur im Alltag zu stärken (wir haben im vorherigem Kapitel bereits über die phasische und tonische Muskulatur gesprochen), ist ein regelmäßiges Stabilitätstraining (Core-Training) für jeden Läufer und jede Läuferin ein Pflichtprogramm. Denn eines solltest du immer im Auge behalten: Läuferinnen brauchen Kraft und Beweglichkeit.
Eine ausreichende Muskelkraft gilt als Prävention, um Verletzungen und Überlastungen vorzubeugen.

Die Übungen, die hier ausgeführt werden, sind effektiv, nehmen aber nicht viel Zeit in Anspruch. Sie kräftigen und formen deinen Körper optimal. Jede Bewegung und jede Sportart umfasst sechs Dimensionen, allerdings in unterschiedlichen Ausprägungen: Ausdauer, Geschicklichkeit Schnelligkeit, Entspannung, Kraft und Beweglichkeit (aus Medical Running, Larsen et al.) Mehr dazu findest du im Kapitel »„Fit is the new skinny“ auf Seite 182. Pilates ist ebenfalls eine besonders effektive Methode, um deine Haltemuskulatur zu stärken.

Laufen – und was es sein kann

Laufen für die Seele

Neben dem Laufen auf Asphalt bietet sich das »Trail Running« als Alternative und gesunde Laufvariante an, also das Laufen im Gelände. »Traillaufen« bedeutet Abschalten pur und lässt immer mein Herz singen. Laufen im Gelände wird von vielen Läuferinnen und Läufern mit dem Gefühl der absoluten Freiheit gleichgesetzt.

Du wirst sehen, auch dir wird »Trail Running« sehr guttun! Du musst dir dafür keine hohen Berge aussuchen, zu Beginn reicht es durchaus, einfach abseits der Straßen im Wald oder im Park auf Schotter zu laufen. Besonders schön finde ich es, wenn man am Wochenende einen Ausflug ins Gelände plant, um gemeinsam mit Lauffreundinnen und Lauffreunden abseits des Asphalts unterwegs zu sein. Beim Traillaufen bist du wesentlich langsamer unterwegs als auf dem Asphalt. Du kannst jederzeit Passagen einfach gehend zurücklegen und immer wieder eine Pause einlegen. Ich habe in meinem Laufrucksack stets ausreichend Wasser und eine dünne Jacke dabei.

Laufen im Gelände tut nicht nur deiner Seele gut, sondern fordert auch deine volle Konzentration. Wurzeln, Laub, Steine, unterschiedliche Untergründe, fremde Wege und die Sichtverhältnisse können sich recht schnell ändern. Du lernst, den im Zuge des Lauf-ABC trainierten Kniehub richtig einzusetzen. Wenn du es nicht tust, wirst du nämlich bald über eine Wurzel stolpern. Das Laufen auf unebenem und wechselndem Untergrund fordert auch deine Fußmuskulatur.

Übrigens: Wenn du in steinigem Gelände unterwegs bist und wenn du so richtig auf den Geschmack des Traillaufens gekommen bist, dann lohnt es sich, in richtige Trail-Laufschuhe zu investieren. Diese sind nicht gestützt und kaum gedämpft und ermöglichen, gut und direkt auf Unebenheiten im Gelände reagieren zu können. Im Gelände gelten andere »Laufgesetze« als auf dem Asphalt. Unsere Fußmuskulatur, aber auch unsere Aufmerksamkeit wird wesentlich mehr gefordert. Das Hauptaugenmerk der Trailschuhe liegt auf der stabilen und festen Sohle.

Ob Trailschuhe oder nicht: Nach dem Laufen empfehle ich dir, auf jeden Fall eine gute Fußgymnastik zu machen. Denn die Füße können auf die ungewohnte Belastung im Gelände ganz leicht mit Verspannungen reagieren. Außerdem ist eine kleine Massage sehr angenehm. Ich massiere nach dem Lauf jede Zehe und baue den »C-Bogen« des Quergewölbes wieder auf. Dazu verwende ich einen Faszienball, um die Plantarfaszie zu aktivieren. Mehr dazu gibt es im Kapitel »„Nimm deine Füße in die Hand – auch sie haben Streicheleinheiten verdient“ auf Seite 194.

Laufen im Verlauf der Jahreszeiten

Ein Vorteil beim Laufen ist, dass du es das ganze Jahr über machen kannst. Sogar für mich als bekennenden Sonnenmenschen lässt sich der Winter durch das Laufen wesentlich besser ertragen. Die frische Luft im Wald, die Nebelschwaden am Morgen, sogar das Laufen im Schnee hat seine Reize für mich. Nebenbei aktiviert der Outdoorsport auch dein Immunsystem, das ist aber ein anderes Thema, das du im Kapitel »„D wie Doping – warum Sonne gesünder und schneller macht“ auf Seite 173 findest.

Auch Conny (45) hat sich nach ein paar Jahren zu Winter-Läufen motiviert und bald die Vorteile erkannt: *»Früher habe ich immer im Herbst aufgehört zu laufen. Das schlechte Wetter, der Nebel und die kalte Luft haben mich daran gehindert, über den Winter zu laufen. Jeden Frühling stand* *ich allerdings dem gleichen deprimierenden Ergebnis gegenüber: Ich habe meine Form verloren und musste immer wieder von vorne starten. Seitdem ich einen Trainingsplan habe, laufe ich das ganze Jahr über. Ich bin weniger oft verkühlt und muss gestehen: ›So schlimm, ist es gar nicht, im Winter zu laufen.‹«*

Es gibt kein falsches Wetter für das Laufen

Ich werde nicht müde, diesen Spruch zu zitieren: Mit der richtigen Bekleidung und zur richtigen Tageszeit ist Laufen sowohl im Hochsommer (zeitig morgens), aber auch im Winter gut möglich. Wenn du nach Puls läufst, siehst du die Unterschiede zwischen der warmen und kalten Jahreszeit sehr deutlich. Besonders wichtig ist es, sich nicht zu warm anzuziehen. Gerade wir Damen neigen dazu, uns viel zu viele Schichten überzuziehen. Leider überhitzt der Körper beim Laufen und es kann zu Übelkeit kommen. Du musst dir vorstellen, dass der Körper sich beim Laufen teilweise so weit erhitzt, als hätten wir Fieber.

Im Herbst und Winter gilt: Wenn du beim Loslaufen leicht fröstelst, dann bist zu richtig angezogen. Mache bitte nicht den Fehler, zu viel anzuziehen, auch wenn es dir vielleicht zu Beginn schwerfällt, mir zu glauben. Achte darauf, dass du von der Unter- bis zur Oberwäsche Funktionskleidung trägst. Funktionstextilien sind atmungsaktiv, das bedeutet, wenn du schwitzt, wird die Nässe nach außen abtransportiert und verbleibt nicht auf deiner Haut. Eine dünne Schicht kommt über die nächste. Du kannst über deine lange Laufhose noch eine kurze Hose darüber ziehen – so bleibt der Bereich rund um den Po (der kühlt rasch aus) warm. Wenn du im Winter gerne im Gelände läufst, trage Schuhe aus Goretex-Material, so bleiben deine Füße trocken. Beim Laufen frieren wir besonders an den Extremitäten (an Kopf und Händen), während der Rest des Körpers schnell warm wird. Laufmützen schützen deinen Kopf und deine Ohren vor Kälte – Handschuhe halten die Hände warm.

In der wärmeren Jahreszeit dürfen lange Laufhosen im Kasten bleiben, dann haben kürzere Hosen wieder Saison. Dein Körper heizt sich beim Laufen ohnedies auf, warum sollen wir durch zu warme Bekleidung noch mehr schwitzen? Als Faustregel gilt: Wenn es dich beim Loslaufen noch leicht fröstelt, bist du gerade richtig fürs Laufen bekleidet.

Wenn du unsicher bist, ob du nicht doch noch eine Jacke brauchst, dann laufe mit Laufrucksack und packe die Jacke auf deinen Rücken. Oft ist es für uns Frauen nicht angenehm, in kurzer Hose in den öffentlichen Verkehrsmitteln zu sitzen. Mein Tipp: Zieh dir eine längere Hose für die Fahrt darüber und packe sie nachher in deinen Laufrucksack. Bei vielen Lauftreffs kann man allerdings auch Kleidungsstücke zur Aufbewahrung deponieren.

Dennoch: Die Anschaffung eines kleinen Laufrucksacks lege ich all meinen Läuferinnen sehr ans Herz. Du kannst darin nicht nur dein Handy, deine Schlüssel und eventuell eine Jacke für die Heimfahrt verstauen. In einem Laufrucksack (am besten im Fachhandel probieren) kannst du dir auch eine kleine Wasserflasche für warme Tage mitnehmen (es gibt hier sehr praktische Trinksysteme). Zusätzlich stört dich der Rucksack nicht in deiner Bewegungsfreiheit und wird dir ein liebgewonnener Begleiter für all deine Läufe werden.

Faszientraining für Läuferinnen und Läufer

Was vergessen wir Läuferinnen sehr gerne nach dem Laufen? Richtig! Das Dehnen. Und genau das führt oft zu Verkürzungen im Bereich der hinteren Oberschenkel sowie zu Schmerzen in der Hüft-Leisten-Region und dem unteren Rücken. Ich kann dir ein Lied davon singen. Wobei gleich vorweg: Muskuläre Verkürzungen, aber auch sogenannte »Verklebungen der Faszien« entstehen auch dann, wenn du dich zu wenig oder zu einseitig bewegst.

Vielleicht fragst du dich, was Faszien eigentlich sind. Du hast sicher schon einmal bei einem Steak die milchig-weißen Häute gesehen, die das rohe Fleisch umhüllen. Auch bei uns Menschen sind die Muskeln und unsere Organe umhüllt – mit Faszien. Die Forschung betrachtet das gesamte Bindegewebe als ein eigenes System, das den gesamten Körper durchdringt. Für die Beweglichkeit des Menschen haben die Faszien eine große Bedeutung: Durch Schonhaltungen, Stress oder auch einseitige Belastungen können sich die Faszien verhärten und verkürzen. Nachdem die Faszien ja unsere Muskulatur umhüllen, entstehen dann die Verspannungen und muskuläre Verkürzungen, die wir oft zum Beispiel im Schulter- und Nackenbereich schmerzhaft spüren. Je elastischer die Faszien sind, umso mehr Kräfte können über unsere Muskulatur übertragen werden. Du kannst deine Faszien auf unterschiedliche Arten in Bewegung bringen. Springen und Hüpfen zum Beispiel (Schnurspringen) sind wahre Wohltaten für unsere Faszien. Stell dir beim Springen vor, dass du ein Gummiball bist und mühelos springst (dafür musst du übrigens nicht gertenschlank sein). Mach nach einigen Sprüngen eine Pause und geh kurz auf und ab, sodass sich das Gewebe zwischen den Impulsen immer wieder erholen kann. Mit federnden Sprüngen kannst du die elastische Speicherfähigkeit deiner Faszien stärken. Auch Yoga aktiviert deine Faszien und hilft dir nicht nur dabei, deine Haltung zu verbessern, deine Beinmuskulatur optimal zu kräftigen, sondern genauso dabei, dich zu dehnen.

Yoga ist somit das optimale Training für deine Faszien. Es muss nicht die stundenlange Yoga-Einheit oder der Yoga-Kurs sein, der deine Faszien elastisch macht, Yoga kannst du ebenso gut wunderbar zu Hause auf deiner eigenen Matte (oder dem Handtuch) ausführen. Schon fünf bis zehn Minuten Yoga am Abend nach der Arbeit oder nach dem Sport bringen viel für dein Wohlbefinden. Sehr oft resultieren Schmerzen an den Knien oder am Rücken aus verklebten faszialen Strukturen und können durch gezieltes Dehnen weitgehend behoben werden.

Im Yoga sind immer wieder wippende Elemente und federnde Elemente (kleine Sprünge) eingebaut, um Faszien überall im Körper anzusprechen. Eine für mich optimale Abfolge ist dabei der Sonnengruß. Deine Faszien werden dabei durch den Wechsel der verschiedenen Asanas (Positionen) mobilisiert. Du findest im Internet sehr viele gute Anleitungen für das Erlernen der Sonnengrüße. Ich baue in meinen Alltag jeden Tag eine Abfolge von fünf Sonnengrüßen ein, das ist meine Faszienfitness für Tage, an denen sich kein Dehnprogramm mehr ausgeht.

Wichtig ist allerdings: dranbleiben! Erst nach einem Jahr hat unser Körper die Hälfte des Kollagens, welches über dieses Training gebildet wird, erneuert. Kollagene sind feste Fasern, die Bestandteile der Faszien sind, die unserem Körper Halt geben.

Das hier vorgestellte Yoga-Kurzprogramm für Läuferinnen und Läufer kannst du nach jedem Lauf zu Hause oder an einem »lauffreien«-Tag machen. Du brauchst für dieses Training nur eine Matte oder ein Handtuch. Bitte denk immer daran: Dehnen ist kein Wettkampf. Gehe langsam in jede Position (im Yoga werden sie »Asana« genannt) und atme ruhig. Halte jede Asana für mindestens fünf Atemzüge.

- *Der Hund:* Gehe in den Vierfüßer-Stand und strecke den Po in Richtung Decke. Stell dir vor, dass du Scheinwerfer auf deinen Sitzbeinhöckern hast, die in Richtung Decke strahlen sollen. Du kannst gerne mit gebeugten Beinen starten – wichtig ist nur, dass der Rücken ge-

streckt ist. Dann bringe abwechselnd die linke und die rechte Ferse zum Boden.
Das ist eine wunderbare Dehnung für deine Wadenmuskulatur und die Achillessehne. Bleibe in der Position mit gebeugten Beinen, wenn du kannst, dann versuche, deine Beine zu strecken. Spüre die Dehnung in der Bein-, aber auch in der Rückenmuskulatur.

- *Der Ausfallschritt:* Komm in einen geraden und aufrechten Stand. Mach mit dem rechten Bein einen langen Schritt nach hinten. Bring dann deine Arme so weit nach oben, wie es dein Nacken zulässt. Achte darauf, dass die Schultern möglichst weit bleiben. Dein Rumpf bleibt gerade, dein Steißbein zieht Richtung Matte. Spüre die Dehnung in der Leiste. Atme ruhig.
  Diese Asana stärkt die Beinmuskulatur und dehnt die Leiste. Wiederhole die Übung auf der anderen Seite.
- *Die Hocke:* Starte in der aufrechten Haltung und nimm die Gebetshaltung ein. Atme aus und senke dich in eine Hocke ab. Halte deine Brust und die Schultern geöffnet und die Knie voneinander entfernt. Versuche, deine Fersen in den Boden zu senken – falls dies (noch) nicht geht, dann nimm ein Buch zur Hilfe und stelle deine Fersen auf dem Buch ab. Drück die Ellenbogen gegen die Innenseite der Oberschenkel und halte die Hände weiter in der Gebetshaltung. Achte auf einen geraden Rücken. Atme einige Atemzüge tief und bewusst. Die tiefe Hocke dehnt den Rückenbereich und die Achillessehnen.

Mehr zum Yoga und Dehnen findest du im Kapitel »„Du musst dich nicht zur Brezel verknoten – Yoga als Schmerzkiller und Trainingspartner“ auf Seite 160.

Wenn du mit Yoga-Übungen so gar nichts anfangen kannst oder du aber Lust auf zusätzliches Faszientraining hast, dann empfehle ich dir die Anschaffung einer Faszienrolle oder von Faszienbällen. Du kannst dir so eine Art

Selbstmassage für deine Faszien durchführen und Verklebungen ausrollen.

Mithilfe der Faszienrolle kannst du Muskelverspannungen lösen und die Durchblutung steigern. Es ist einfach und kostet dich nur wenige Minuten. Gerade nach einem langen Arbeitstag, aber auch nach dem sportlichen Training wirst du deine Faszienrolle und -bälle sehr zu schätzen wissen. Mit einem Aufwand von nur fünf Minuten pro Tag kannst du die Elastizität und somit die Leistungsfähigkeit deiner Muskulatur erhöhen.

Für mich gehört das Faszientraining zu meinem täglichen Ritual, um meine Füße, aber auch meine Beinmuskulatur zu lockern.

Viele Übungen für deine Füße findest du im Kapitel »„Nimm deine Füße in die Hand – auch sie haben Streicheleinheiten verdient“ auf Seite 194.

Bewegung wirkt vorbeugend auf Krebserkrankungen

Regelmäßige körperliche Aktivität geht mit einem verminderten Risiko für Tumorerkrankungen einher. Der günstige Einfluss einer körperlichen Aktivität auf das Körpergewicht ist eindeutig belegt. Gesundheitswirksamer Sport beziehungsweise regelmäßige körperliche Aktivität gilt als präventive Maßnahme für Krebserkrankungen. Dabei spielt der Einfluss von körperlicher Aktivität auf die Körperzusammensetzung, Reduzierung von Fett und Aufbau von Muskelmasse eine wichtige Rolle in der Tumorprävention. Dazu gibt es eine Reihe von Studien, welche diesen Zusammenhang bestätigen.

Besonders eindeutig ist die Datenlage für die Risikoreduktion von Darmkrebs und Brustkrebs – insbesondere für die nach der Menopause auftretenden hormonabhängigen Tumore. Die Risikoreduktion, an Darm- oder Brustkrebs zu erkranken, beträgt ca. 30 Prozent. Übergewichtige Frauen haben ein weitaus höheres Risiko, an postmenopausalem (nach der Menopause) Brustkrebs zu erkranken. Nach der Menopause werden Östrogene überwiegend aus dem Fettgewebe reduziert – ein weiteres Risiko stellt ein sitzender Lebensstil (zu wenig Bewegung) dar.

Interessant ist die Tatsache, dass die »Dosis der Bewegung« mit dem positiven Effekt, also der vorbeugenden Wirkung, zusammenspielt. Studien zufolge liegt der Effekt tatsächlich darin: mindestens 30 Minuten schnell gehen, joggen bzw. mit dem Fahrrad fährt, empfohlen vier- bis fünfmal pro Woche) – besser sind aber 45 Minuten pro Einheit. Andere Ausdauereinheiten wie Schwimmen oder Langlaufen im Winter sind natürlich ebenso möglich

Ein weiterer Grund zu laufen: Läufer haben mehr Sex

Eine Studie des amerikanischen Sportartikelherstellers Brooks hat gezeigt, dass Paare, die gemeinsam laufen, mehr Sex haben. Das ist doch eine erfreuliche Nachricht für uns Läuferinnen. Der Laufsport fördert also nicht nur das Herz-Kreislauf-System, sondern offensichtlich bringt Joggen auch die Lust am Sex zum Laufen. Unabhängig davon, ob ihr als Paar gemeinsam lauft oder jeder allein seine Runde dreht, das verbesserte Körpergefühl, diese wundervolle Ausschüttung der Glückshormone, wirkt sich in jedem Fall extrem günstig auf deine Partnerschaft aus!

Allerdings kann das gemeinsame Laufen auch ordentliches Konfliktpotenzial bergen, wenn die Leistungsniveaus unterschiedlich sind. Also, wenn ihr nicht den gleichen Trainingsstand wie euer Partner oder eure Partnerin habt, dann geht lieber allein laufen ... und trefft euch wieder glücklich daheim.

Eine Alternative, die ich mit meinem Mann erprobt und für gut befunden habe, ist: In fremden Städten oder im Urlaub laufen wir oft gemeinsam los – mein Mann passt sich dann meinem Tempo an und so fühle ich mich nicht gehetzt. Du weißt ja, man kann nie zu langsam laufen, und das beherzigt eben auch mein Mann. Wir machen sehr oft Fotos von unseren morgendlichen Läufen im Urlaub und genießen es, gemütlich als Paar gemeinsam auf der Laufstrecke zu sein.

Prinzipiell gilt beim gemeinsamen Laufen: Der schnellere Partner (oder die schnellere Partnerin, denn das kann natürlich auch die Frau sein) passt sich immer dem langsameren an und nicht umgekehrt. Zusätzlich hat es sich bewährt, dass wir manchmal Runden in Parkanlagen (beim Strandurlaub dann an den Promenaden) laufen. So kann jeder in seinem Tempo unterwegs sein und wir sind dennoch auf derselben Strecke. Zum Abschluss machen wir oft noch gemeinsam ein paar Liegestützen und Ausfallschritte als Programm für unser Stabilitätstraining und traben anschließend langsam gemeinsam nach Hause.

Go with the flow – meine Wohlfühltipps

Laufen kann viel mehr, als bloß fit machen. Nutze die positiven Effekte und freue dich an deinen Erfolgen!

- *Nutze das Laufen in allen Lebenslagen:* Laufen macht dich nicht nur schlanker, sondern auch glücklicher und ausdauernder – und diese Effekte kannst du genauso in deinem Alltag nutzen.
- *Bring Abwechslung in dein Laufprogramm:* Wenn du schneller werden möchtest, dann baue die Kernelemente in deinen Trainingsplan ein: Intervalltraining, Tempolauf und Dauerlauf.

- *Natur pur für deine Seele:* Wage dich ins Gelände und werde Trail-Runner. Dein Immunsystem, deine Muskulatur, deine Lauftechnik und die Seele werden es dir danken.
- *Mit Spaß zum Ziel:* Mit einem strukturierten und abwechslungsreichen Training erreichst du deine läuferischen Ziele einfacher. Außerdem macht es mehr Spaß.
- *Trainiere richtig:* Um deine Muskulatur, aber auch deine Faszien fit zu halten und dich vor Verletzungen zu schützen, gehören ein Core-Training sowie Dehnübungen zum Pflichtprogramm jedes Läufers.
- *Genieße dein Leben:* Läufer haben mehr Sex – wenn das kein Anreiz ist!

Be active – so kann ich dir helfen

Höre dir auf meiner Seite die Podcasts zum Thema an:

- Warum du dein Wohlfühltempo beim Laufen auch mal verlassen darfst
- Warum du deine Laufschuhe regelmäßig schnüren solltest
- Laufen abseits des Asphalts
- Warum du auf dein Herz hören solltest
- Faszientraining
- Diese vier Dinge solltest du beim Training für deinen Halbmarathon vermeiden
- Meine 12 Tipps rund um deinen Laufwettbewerb

Wirf deine Waage in den Müll - mit dem Jeans-Check zum Knackarsch

Ich besitze seit vielen Jahren keine funktionierende Waage mehr. Meine letzte Waage, ein sehr hübsches Ding aus Glas, stand viele Jahre verwahrlost unter meinem Badezimmerschrank. Ich habe sie in die Praxis mitgenommen, dort fristet sie bis heute ein batterieloses Leben. Ich benutze sie nicht. Und ich rate auch allen davon ab, sich auf die Waage zu stellen.

Das war nicht immer so: Vor Jahrzehnten habe auch ich mich gewogen – und festgestellt, dass mein Körper allein an einem Tag Gewichtsschwankungen von mehreren Kilos aufweisen kann. Das führt zu unnötigem Frust und schlechter Laune. Ich habe in meinem Umfeld schon so viele Frauen erlebt, die ihr ganzes Fitnesstraining aufgrund ihrer Waage hinschmeißen wollten. Warum? Muskeln zum Beispiel sind schwerer als Fett, und wenn man das nicht weiß, stellt man sehr schnell sein Trainingsprogramm infrage. Außerdem ist jeder Körper und somit jeder Stoffwechsel anders: Manchmal dauert es einfach ein bisschen länger, bis unser Körper auf die veränderte Energiezufuhr reagiert. Also tu dir selbst einen Gefallen und hole deine Waage nur zweimal pro Jahr hervor.

Doch irgendwann war es mir zu blöd und ich habe die Waage aus meinem Umfeld verbannt. Mein neuer Gradmesser für mein persönliches Wohlfühlgewicht wurde meine Hose – selbstverständlich eine Jeans ohne Stretchanteil. Die zeigt mir rasch und sehr gnadenlos, ob ich mir die weiteren

Gläser Prosecco oder meine Lieblingsschokolade nicht doch wieder verkneifen sollte. Muss ich ein klein wenig die Luft anhalten, um den Knopf zu schließen, dann weiß ich: Ich habe zu viel geschlemmt.

Als Läuferin kenne ich meine Gewichtsschwankungen über das Jahr verteilt sehr gut: In der Vorbereitung auf längere Läufe (Marathon oder schneller Halbmarathon) verliere ich meist an Gewicht. In den Phasen dazwischen schlagen sich meine Naschgewohnheiten doch auf die Hüfte. Über die Jahre habe ich allerdings festgestellt: Ob ich mich gerade gut aussehend oder unattraktiv fühle, hängt meistens nicht mit dem Gewicht zusammen, sondern vielmehr mit meiner Tagesverfassung und meiner inneren Einstellung. An den Tagen, an denen ich gut aufgelegt bin, fühle ich mich unbesiegbar und attraktiv und bin mit meinem Körper im Reinen. Wenn ich müde oder traurig bin, dann meide ich zwar den Blick in den Spiegel, trage aber bewusst farbenfrohe Kleidung, wie mein geliebtes Pink, um meine Laune zu heben. Das sind die Tage, an denen ich meine Hüften zu breit finde, meine Waden zu dick und meine Brüste zu klein.

Meine Yoga- und Pilates-Übungen und das Laufen geben mir eine gute und aufrechte Körperhaltung und schwupps, sehe ich schon wieder viel schlanker aus. Mach gleich einmal den Haltungscheck vor dem Spiegel: Wenn du stark im Hohlkreuz stehst, kommt eben das Bäuchlein heraus.

Egal ob du mit dem Laufen, Schwimmen oder mit Zumba angefangen hast: Wenn du abnehmen möchtest oder dein Gewicht kontrollieren willst, miss bitte lieber und verbanne deine Waage in die hinterste Ecke. Denn du kannst deine Abnehmerfolge wirklich am besten an deiner Kleidung, an deinen Jeans mitverfolgen.

Wie nehme ich ab? Kann ich überhaupt durch Sport abnehmen?

Maria, Anfang 40 und Zweifach-Mama von Teenagern, kämpft seit der Geburt ihrer Kinder mit ihrem Übergewicht. Private Sorgen haben zusätzlich ihre Spuren hinterlassen. Maria fühlte sich in ihrem Körper nicht mehr wohl und beschloss daher, sich Hilfe zu holen.

Sie startete bei den »Weight Watchers« und verlor mit diesem Diätprogramm über zehn Kilo. Zusätzlich schloss sie sich gemeinsam mit ihrer Tochter einer Fitness-Challenge in meiner Facebook-Gruppe an. Jeden Tag turnten sich Maria und Carla motiviert durch meine Videos vor dem Smartphone – die beiden hatten so viel Spaß, dass sie schließlich beschlossen, mit dem Laufen zu starten. Von Anfang an war Mama und Tochter eines klar: Der Spaß steht im Vordergrund und sie lassen sich sicher nicht von »Bestzeiten« stressen. Durch das Laufen und das Turnen ist Maria so richtig auf den »sportlichen« Geschmack gekommen. Das Schwimmbad in ihrer Wohnnähe bot günstige Schwimmkurse für Erwachsene an. Nachdem Marias Kinder begeisterte Schwimmer sind, konnte sie so zwei Fliegen mit einer Klappe schlagen: Zeit mit ihrer Familie verbringen und dabei etwas für ihre Gesundheit tun. Statt Weight Watchers hieß es nun: mit viel Freude sporteln. Der regelmäßige Sport hat Maria dabei geholfen, immer weiter an Gewicht zu verlieren. Nach einer Laufrunde oder einer Schwimmeinheit hatte sie gar keinen Gusto mehr auf Frittiertes oder Süßigkeiten, fast automatisch griff sie zu Gemüse und Vollkornprodukten. Nach einem Jahr bat mich Maria schließlich um einen strukturierten Trainingsplan für ihren ersten Halbmarathon.

Die Mischung aus Schwimmen, Kraft- und Ausdauertraining, langsamen Läufen und knackigen Intervallen hat dazu geführt, dass Maria eine weitere Kleidergröße verloren hat. Heute fühlt sie sich wirklich wohl in ihrem Körper, ist aber auch wesentlich selbstsicherer und versprüht nur mehr gute Laune.

Das Wichtigste für mich als Trainerin war dabei: Maria hat sich niemals überfordert gefühlt. Das sportliche Training passte perfekt in ihr Leben und es blieb genügend Zeit für ihre Familie und Freunde. Und nur noch nebenbei erwähnt: Auch wenn Maria nun viel genauer auf ihre Ernährung achtet: Die Liebe zum Kuchen-Backen und -Essen ist ihr geblieben. Und das ist auch sehr gut so.

Dora, Mitte 40, macht seit zwei Jahren regelmäßig Sport. Sie läuft gerne und besucht regelmäßig Gruppenstunden. Dora und ihr Mann sind absolute Genussmenschen. Sie lieben es, gut zu essen und zu trinken – auch gerne das eine oder andere Gläschen Wein. Dora hatte nie aktiv den Wunsch geäußert abzunehmen, sie wollte sich einfach wohlfühlen in ihrem Körper und nach System (mit unserem Trainingsplan) für ihren ersten Halbmarathon trainieren. Der Sport hat ihr von Monat zu Monat mehr Spaß gemacht und sie ist so richtig ins »Sporteln« hineingekippt. Dora spürte, dass sie sich immer wohler in ihrem Körper fühlte.

Als Trainerin sind mir Äußerlichkeiten nicht so wichtig, für mich zählt viel mehr, Übungen korrekt auszuführen und mit Freude und Spaß an der Bewegung teilzuhaben. Doch schon bald bemerkte ich, dass Dora alle Bewegungen viel leichtfüßiger ausführte und – ja! – deutlich an Gewicht verloren hatte. Ihr Körper wirkte muskulöser, trainierter und geschmeidiger. *»Mein Stoffwechsel braucht sehr lange, um zu reagieren«*, erzählte mir Dora, *»erst Monate nachdem ich mit dem strukturierten Halbmarathon-Training startete, habe ich an Gewicht verloren. An meiner Ernährung habe ich nichts verändert, dennoch habe ich plötzlich fast alle meine Hosen verloren.«*

Die Kombination von gezieltem und strukturiertem

Lauf sowie Krafttraining haben Doras Kilos dahinschmelzen lassen, und das, ohne Diät zu machen oder ständig die Waage nach ihrem Gewicht zu befragen.

Der ernährungswissenschaftliche Hintergrund, der hinter dem Gewichtsverlust von Maria und Dora steht, nennt sich »Kaloriendefizit«. Solltest du also vorhaben, langfristig abzunehmen, dann gilt es einerseits, Kalorien durch die Ernährung einzusparen und andererseits mehr Energie durch Bewegung zu verbrauchen. Wenn du ein kleines Kaloriendefizit von ungefähr 500 Kalorien durch Bewegung erreichst, legst du damit die entscheidende Grundlage zum langfristigen Abnehmerfolg.

Bewegung regt den Stoffwechsel an. Du wirst bemerken, dass sich deine Verdauung durch regelmäßige körperliche Aktivität verbessert. Egal ob zügiges Schwimmen, Laufen, Nordic Walken oder Radfahren, dein Stoffwechsel kommt durch Sport auf Touren. Beim Krafttraining beobachten wir einen zusätzlichen Effekt: Muskeln fungieren als kleine Kraftwerke. Diese führen dazu, dass du den »Nachbrenneffekt« des Krafttrainings noch Stunden nach dem Training ausnutzen kannst. Wichtig dabei ist nur, dass du nicht zusätzlich Zucker zu dir nimmst, da dieser die Fettverbrennung wieder hemmen kann. Ein Mix aus Ausdauertraining, um den Stoffwechsel und das Herz-Kreislauf-System anzuregen, sowie moderatem Krafttraining hilft dir dabei, die Fettverbrennung anzuregen.

Bitte hab ein wenig Geduld, die ersten messbaren Erfolge stellen sich zumeist erst nach ein paar Wochen ein. Dranbleiben lohnt sich aber, denn: Nach einiger Zeit purzeln die Kilos ganz sicher!

Wer bestimmt, was schön ist?

Über Geschmack lasst sich bekanntlich nicht streiten, und Schönheitsideale sind in der Tat sehr vielfältig. Waren seinerzeit üppige Rundungen besonders begehrenswert, steuerten wir vor einigen Jahren in Richtung des »Heroin-Chic« – gleichbedeutend mit: extrem klapprig.

In Zeiten, in denen Frauen den Tag draußen auf dem Feld schwer arbeiten mussten, war das Schönheitsideal blass und füllig. Dick sein sollte den Wohlstand symbolisieren und zeigen, dass man nicht auf dem Feld arbeiten musste, sondern es sich auf irgendeinem Hof gut gehen lassen konnte. Heute zeigt unser perfekt gewachstes und geschminktes Ideal, dass wir viel Zeit haben, um unseren Körper zu schmücken ... und krampfhaft zu idealisieren. Und ich will hier keineswegs einen Aufruf zum Magerwahn starten, zu Waschbrettbäuchen und zu sonstigen übertriebenen Schönheitsidealen unserer durch Social Media geschädigten Zeit. Für mich zählt einzig und allein die Gesundheit und die Freude an der Bewegung.

Du bist nicht automatisch glücklicher, nur weil du eine oder mehrere Kleidergrößen weniger hast. Denn zu einem gut geformten, stabilen und für dich selbst attraktiven Körper gehört einfach so viel mehr als Gewichtsverlust. Übrigens ist auch für eine erfüllende Partnerschaft sehr viel mehr notwendig als der vermeintlich schlanke Körper.

An dieser Stelle möchte ich dir gerne von meiner Kundin Elfi (Mitte 50) erzählen. Sie war und ist ihr Leben gertenschlank, wurde aber von ihrem Exmann in keiner Weise wertgeschätzt. Er kritisierte und nörgelte nur an ihr herum, nichts konnte sie ihm recht machen. Eines Tages hat Elfi (damals Anfang 40) begonnen zu laufen, einfach um mehr Zeit für *sich* zu haben. Durch den Sport hat Elfi viele neue Freundinnen gefunden, sie hat begonnen, sich wohl in ihrem Körper zu fühlen, und wurde fröhlicher und selbstsicherer.

Dann hat Elfi die Kraft gefunden, ihren Mann zu verlassen, und baute sich ein neues, glückliches Leben auf. Erst vor Kurzem hat sie uns wieder erzählt: »Das Laufen hat mir die Augen geöffnet und mein ganzes Leben positiv verändert.«

Nicole Siller, eine Sexualberaterin, bringt es perfekt auf den Punkt: »*Wir leben in einer Gesellschaft, in der zu oft vermittelt wird, dass nur ›schlanke, junge, perfekt trainierte‹ Menschen gute Sexualität leben. Oft ist dem Partner völlig egal, ob man ein paar Kilo mehr oder weniger hat. Wichtig ist es, sich selbst im Körper wohlzufühlen. Wenn Frau sich nicht wohlfühlt, sind Bewegung, Sport, aber auch bewusstes Wahrnehmungstraining und Sinnlichkeitsübungen hilfreich, sich selbst wieder gut zu spüren. An den Kilos liegt es oft nicht, aber an der Haltung, der Einstellung.*«

Und genau diese Veränderung beobachte ich tagtäglich auch bei meinen Kunden. Wenn du dich wohl in deinem Körper fühlst, dann strahlst du genau das für andere aus. Sport kann dir dabei helfen, dich wieder viel stärker und besser zu fühlen, und dies hat nichts mit Kleidergrößen, sondern mit deiner inneren Einstellung zu tun.

Ab wann wird unser Bäuchlein gefährlich?

Worüber wir nicht streiten können, sind die Gefahren von dem Fett, das in der freien Bauchhöhle eingelagert ist – dem »*viszeralen Bauchfett*«. Eigentlich dient dieses Fett als Energiespeicher und sichert ein Überleben für die Dauer von rund vierzig Tagen. Nachdem in unseren Breiten allerdings kaum jemand unter Hunger und Kälte leidet, führen wir durch unsere energiereiche Ernährung wesentlich mehr Energie zu, als wir verbrauchen können. Bewegungsmangel tut sein Übriges, um die Fettzellen zu vermehren, welche sich zuallererst als viszerales Fett rund um die Körpermitte ansammelt.

Die Erkrankungen, die mit einem ungesunden Lebensstil einhergehen, sind: Herzinfarkt, Bluthochdruck, Schlaganfall und Diabetes mellitus, um nur einige zu nennen. Übrigens, Ansammlungen von Bauchfett finden sich zum Teil auch bei äußerlich schlanken Personen. Dieses bezeichnet man dann als »skinny fat«.

Als besten Selbstcheck, ob das Bäuchlein schon ungesund ist, kann ich die »Waist-to-Hip-Ratio« empfehlen, die das Verhältnis von Bauch zu Hüftumfang angibt. Für diesen einfachen Selbsttest brauchst du ein Maßband und (wenn du so schlecht rechnest wie ich) einen Taschenrechner.

Dieses Verhältnis wird wie folgt berechnet:

- Umfang der Taille – du misst dabei die Taille in der Mitte zwischen Beckenkamm und Rippenbogen, dividiert durch
- Umfang der Hüfte – du misst an der dicksten Stelle.
- Bei Frauen sollte das Verhältnis kleiner als 0,85, bei Männern kleiner als 0,9 sein.

Zwei Beispiele dazu – beides Frauen.

- Person 1: Taillenumfang 75; Hüftumfang 94 = Ratio 0,8
- Person 2: Taillenumfang 100; Hüftumfang 98 = Ratio 1,02 (zu hoch)

In vielen Zeitschriften finden sich fälschlicherweise einzig die Angaben zum BMI (Body Mass Index), um zu beurteilen, wer von Übergewicht betroffen ist und wer nicht. Dieser ist aber nicht aussagekräftig genug. Die Ernährungswissenschaftlerin und Diätologin Daniela Mulle erklärt den Unterschied: *»Leider wird die Waage beim Abnehmen immer noch häufig überstrapaziert, genauso wie der vielzitierte Body Mass Index (BMI), der das Verhältnis von Gewicht* *zur Größe einer Person beschreibt. Beide Methoden sagen aber nichts darüber aus, ob ein bestimmtes Gewicht oder ein errechneter BMI auf Fettgewebe, Körperwasser oder Muskeln zurückzuführen ist. Genau das sind aber absolut entscheidende Informationen beim Abnehmen, denn schließlich möchte man ja Körperfett verlieren und dafür Muskeln aufbauen oder zumindest auf gleichem Niveau erhalten. Mit der BIA (Bioelektrische Impedanz-Analyse) ist es möglich, jederzeit einen detaillierten Blick hinter die ›Gewichtskulisse‹ zu werfen: Die Messmethode gibt rasch und exakt Auskunft, aus welchen Einzelteilen sich das persönliche Gewicht genau zusammensetzt. Die BIA kann den Abbau von Körperfett und den Aufbau von Muskulatur genau anzeigen. Somit kann man Abnehmerfolge sehr gut sichtbar machen und klar aufzeigen, wie sich das Verhältnis Fett/Muskeln Schritt für Schritt positiv verändert.«*

Das versuche ich auch meinen Kundinnen und Kunden immer und immer wieder zu vermitteln: Hänge deine Abnehmerfolge nicht an dem Ergebnis deiner Waage auf, sondern lass eine Messung deines Körperfettanteils durchführen. So siehst du konkret, ob dein Bewegungsprogramm erfolgreich ist. Alternativ dazu misst du regelmäßig das Verhältnis deiner Taille zu deiner Hüfte.

Use it or lose it

Wenn du deinen Körper definieren möchtest und Fett in Muskelmasse »umbauen« willst, dann kommst du um Krafttraining nicht herum. Die vom Muskel freigesetzten Eiweiße helfen beim Abbau von Körperfett. Es gibt allerdings eine besonders gute Nachricht: Muskeln verbrennen sogar im Ruhezustand Fett. Keine Angst! Krafttraining bedeutet nicht unbedingt, dass du mit einem harten Eisen trainieren musst. Und du brauchst weder ein Fitnessstudio noch musst du Hanteln stemmen, wenn du keine Lust dazu hast. Du brauchst gar kein Fitnessgerät, um etwas für deine Kraft zu tun. Dein eigener Körper ist dein bestes Fitnessgerät. Und du hast ihn immer dabei und kannst sogar im Büro zwischendurch kurz für deine Muskeln sorgen.

Du kannst überall und jederzeit deine Muskeln trainieren. Es gilt auch bei unseren Muskeln der Spruch: Use it or lose it.

Beispiele gefällig? Bitte schön ...

- Kniebeugen – in vielen Variationen – 20 Wiederholungen
- Liegestütz – diese kannst du auch an einer Bank, an der Wand oder mit aufgestützten Knien machen – 20 Wiederholungen
- an der Wand sitzen – puh, da brennen die Oberschenkel – 45 Sekunden.

So, und jetzt machst du gleich nochmals diese Übungen. Hopp, hopp, hopp. Unser Körper will Abwechslung und Nahrungskarenz beim Sport. Es gibt Läuferinnen, die mehrmals in der Woche mit Freundinnen eine halbe Stunde durch den Park laufen. Sie machen Bewegung und tun sicherlich ihrem Herz-Kreislauf-System viel Gutes damit. Aber diese Läuferinnen werden niemals abnehmen – und schneller werden sie auch nicht. Zum Abnehmen muss man – wie ich es mit Dora gemacht haben – den Körper beim Laufen und Krafttraining gezielt Reizen aussetzen. Wir regen durch die Mischung aus unterschiedlichen Trainingsimpulsen (wie zum Beispiel Intervalltraining und langsamen Läufen) die Fettverbrennung ideal an und nutzen den Nachbrenneffekt des Krafttrainings zusätzlich aus.

Diese Mischung aus langen und langsamen Läufen (man kann nie zu langsam und zu lange laufen) und kurzen, knackigen Intervallläufen hat Dora nicht nur schneller, sondern eben auch schlanker gemacht. Bei langen Laufeinheiten, die im niedrigen Pulsbereich angesiedelt sind, trainiert unser Körper optimal den Fettstoffwechsel (so wir während des Trainings keine Nahrung und wirklich nur Wasser zu uns nehmen). Kurze und knackige Intervalle wiederum heizen den Stoffwechsel ordentlich an. Und wenn du abnehmen möchtest, dann solltest du auch nach dem Ausdauersport für zwei Stunden nichts essen und nur Wasser oder ungesüßten Tee trinken, denn nur so kannst du den Nachbrenneffekt tatsächlich ausnutzen. Die Zufuhr von Nahrung (feste, aber auch flüssige, zB. gesüßte Getränke) würde diesen Effekt blockieren.

Abnehmen durch HIIT-Training

Deinen Fettstoffwechsel regst du mit intensiven, kurzen Belastungen an. Durch diese intensiven Einheiten fällt es dir meistens leichter »dranzubleiben«, in weniger als 20 Minuten ist dein Trainingspensum mit dieser hocheffektiven Methode absolviert. Das »HIIT-Training« (Hoch Intensives Intervall Training) kannst du auf jede Form deiner Trainingsmethoden anwenden; unabhängig davon, ob du Rad fährst, walkst oder zu Hause deine Übungen machst. Wenn du also abnehmen möchtest, dann solltest du dich in jedem Fall mit dem HIIT-Training vertraut machen – das Beste daran: Du verbrennst Fett, selbst wenn das Training schon vorbei ist, denn dein Stoffwechsel läuft sogar Stunden nach der Trainingseinheit auf Hochtouren weiter.

Das HIIT-Training hilft bei der Fettverbrennung, verbessert die Ausdauer und die Fitness, strafft unterschiedliche Muskelgruppen und bringt sogar noch eine Zeitersparnis. Als Anfängerin solltest du allerdings vorsichtig sein, denn auch wenn es harmlos klingt, ist dieses Training wirklich sehr fordernd und anspruchsvoll. Der »Liebling« meiner Kundinnen ist das sogenannte Tabata-Training, mehr dazu findest du im Kapitel »„Schwache Frauen waren gestern – wie Krafttraining sexy machen kann“ auf Seite 182.

Was muss ich bei der Ernährung beachten, wenn ich abnehmen möchte?

Du willst abnehmen? Dann ist es zu wenig, einfach nur weniger zu essen. Oder nur etwas Sport zu machen. Abnehmen setzt sich aus verschiedenen Faktoren zusammen. Ich habe bei meinen Kundinnen die Erfahrung gemacht, dass jeder Mensch beim Thema »Abnehmen« unterschiedliche Muster hat. Es gibt, sehr ähnlich wie beim Sport, keine One-Fits-All-Lösung. Leider!

Wenn bei meinen Kundinnen das Thema Ernährungsumstellung im Raum steht, arbeite ich sehr eng mit Ernährungswissenschaftlern und Diätologen zusammen. Gemeinsam erstellen wir dann zusätzlich zum Bewegungsprogramm eine begleitende Ernährungsberatung. Mit Diäten nimmst du zwar ab, das ist unbestritten. Meistens ist der Erfolg allerdings nicht wirklich nachhaltig. Was wir erreichen wollen, ist eine Ernährungsumstellung, die ins Leben passt. Denn nur dann kannst du diese dein Leben lang umsetzen.

»Beim Abnehmen müssen zwei Veränderungen unbedingt Hand in Hand gehen«, meint die Diätologin und Ernährungsexpertin Daniela Mulle. »Die Optimierung der täglichen Ernährung und die der Bewegung! Hier partout nur an einer ›Schraube‹ drehen zu wollen, bringt in der Regel wenig Erfolg bzw. ist sehr mühsam und langwierig. Um lästige Fettpölsterchen nachhaltig in den Griff zu bekommen, ist Bewegung zusammen mit der Auswahl gesunder Lebensmittel und Getränke nach wie vor die beste Methode, auch wenn uns Internet & Co. oft etwas anderes vorgaukeln. Hinsichtlich der Ernährung sind vier Punkte wesentlich:

- Energieärmere Lebensmittel bevorzugen,
- genügend trinken,
- »Energiebomben« minimieren,
- bewusst essen und Esspausen lassen.

Im Detail bedeutet das: energieärmere Lebensmittel, also Gemüse, Salate, Hülsenfrüchte, Vollkornprodukte (Nudeln, Reis, Couscous, Brot, Gebäck ...) und auch Obst (ca. zwei Stück pro Tag) sollten zwei Drittel des Tellers füllen. Das bringt unter anderem ein großes Plus an Ballaststoffen: Der Körper muss dadurch die in den Lebensmitteln versteckte Energie erst langsam »auspacken«, man isst somit automatisch weniger, ist mit zahlreichen Nährstoffen gut versorgt und bleibt lange satt. Damit der erste Punkt problemlos klappt, ist es wichtig, ausreichend zu trinken: Je nach dem aktuellen Gewicht sind es 1,5 bis 2 Liter, denn man rechnet ca. 35 Milliliter Flüssigkeit pro Kilogramm Körpergewicht. Ideal sind Mineral- oder Leitungswasser, ungesüßter Tee, ab und zu auch 3:1 verdünnte Fruchtsäfte oder Light-Limonaden. Beherzigt man die ersten beiden Punkte, ergibt sich der dritte meist fast von selbst, denn für Süßes, Fettes, Weißmehlprodukte und Alkohol bleibt automatisch nur noch wenig Platz übrig.

Zu guter Letzt ist es wichtig, sich das Essen bewusst zu machen. Das bedeutet für viele Menschen, täglich genügend Zeit für das Essen einzuplanen, langsam zu essen und gut zu kauen (siehe Absatz »Schmausen« weiter unten).

Vielen meiner Kundinnen ist oft gar nicht bewusst, was sie untertags alles essen, da sie vieles einfach zwischendurch, quasi im Gehen, essen. Auch nach dem Sportprogramm wird oft schnell ein Sandwich konsumiert oder ein gezuckerter Saft getrunken.

Nicht nur das Zwischendurch-Essen, auch das »Dauer-Snacken« ist nicht gut. Der Körper sollte rund drei bis vier Stunden Pause zwischen den einzelnen Mahlzeiten haben, damit er wirklich motiviert ist, seine Fettreserven aufzubrauchen. Ja, ich weiß, es ist oft schwierig, das einzuhalten. Ich habe immer einen großen Krug Wasser vor mir stehen, und wenn ich hungrig werde, trinke ich ein Glas Wasser. Diese Pausen gelten natürlich auch für das Trinken. In den Essenspausen sollten nur kalorienfreie Getränke (idealerweise Wasser) getrunken werden.

Aber: Natürlich sollen und dürfen wir Essen genießen! Es versüßt das Leben ja buchstäblich, wenn wir ein Stückchen Schokolade oder das Gläschen Wein genießen. Sieh es einfach so: Das Glas Rotwein genießt du zum abendlichen Netflix-Film, dafür verzichtest du auf die Schokolade – oder eben umgekehrt.

Unsere Ernährungswissenschaftlerin Daniela hat uns zwei Beispiele mitgebracht, wie eine oder zwei gesunde Varianten aussehen könnten:

- Frau, 45 Jahre alt, 169 cm und 82 kg (BMI 28,7: Präadipositas – Übergewicht), Büro-Angestellte in 25 h Teilzeit, 2 Kleinkinder (5 und 2 Jahre alt)
  6:30 Uhr: 1 Glas Leitungswasser, 1 Milchkaffee (Halbfettmilch, kein Zucker), 1 Portion Overnight Oats (= 50 g Haferflocken, 1 EL geschroteter Leinsamen, 125 ml Naturjoghurt mit 1,5 % Fett, 125 ml Halbfettmilch, 1 Apfel, ½ Banane)
  10:00 Uhr: 1 Glas Leitungswasser, 1 Mandarine, 1 Handvoll Walnüsse
  11:00 Uhr: 1 Tasse Grüntee (ohne Zucker)
  13:00 Uhr – Mittagessen in der Kantine: 1 Lachsforellenfilet, gebraten mit Petersilkartoffeln und Mangoldgemüse, 1 Beilagensalat (= Blattsalat, Karottensalat, Gurken, Tomaten, Mais mit Olivenöl und Balsamicoessig und einigen Sonnenblumen- und Kürbiskernen als Topping), ½ Liter Soda-Zitrone, 1 Espresso mit 1 Stück Bitterschokolade als Nachspeise
  14:45 Uhr: 1 Tasse Grüntee (ohne Zucker)

15:45 Uhr: Gurken- und Karottensticks mit Humusdip
19:00 Uhr – Abendessen: 1 Teller Vollkornpasta mit Tomaten-Melanzani-Thunfisch-Sugo mit frischem Basilikum und Parmesan, 1 kleine Schüssel Chinakohlsalat mit rotem Paprika, Olivenöl- und Balsamicoessigdressing und einigen Sonnenblumenkernen als Topping, 1 Glas Leitungswasser
abends dann noch: 1 Glas Leitungswasser und 1 Schale Kräutertee (ohne Zucker)

- Frau, 36 Jahre alt, 170 cm und 80 kg (BMI 27,6: Präadipositas – Übergewicht), Vollzeit berufstätig, alleinstehend, »Frühstücksmuffel«
6:30 Uhr: 1 Glas Leitungswasser, 1 Milchkaffee (Halbfettmilch, kein Zucker)
10:00 Uhr: 1 Tasse Grüntee ohne Zucker, 1 Portion Overnight Oats im Schraubglas mitgebracht (= 50 g Haferflocken, 1 EL geschroteter Leinsamen, 125 ml Naturjoghurt mit 1,5 % Fett, 125 ml Halbfettmilch, 1 Apfel, ½ Banane)
13:30 Uhr – Mittagessen in der Kantine: 1 Beilagensalat (= Blattsalat, Karottensalat, Gurken, Tomaten, Mais mit Olivenöl und Balsamicoessig und einigen Sonnenblumen- und Kürbiskernen als Topping), 1 Lachsforellenfilet gebraten mit Petersilkartoffeln und Mangoldgemüse, ½ Liter Soda-Zitrone, 1 Espresso mit 1 Stück Bitterschokolade als Nachspeise
16:30 Uhr: 1 Buttermilch, 1 kleine Orange
19:30 Uhr – Abendessen (Take-away) mit einer Freundin: 1 Bowl mit Quinoa, Falafel, Edamame, Humus, Rotkraut, Tomaten, Frühlingszwiebel, Sojasprossen und geröstetem Sesam, ½ Liter Soda-Zitrone, 1 Tasse Grüntee

Durch achtsames Schmauen zum Gewichtsverlust
Meine ehemalige Schulkollegin Barbara hat mit »Schmauen – die Jürgen-Schilling-Methode« über 50 Kilo abgenommen – und das ohne Operation. Als Genusslehrerin hält sie nun viel auf diese Methode: »Das Schmauen vereint eine spezielle Zungen-, Kau- und Schlucktechnik, Aromaschulung, Sinnestraining und Ess-Yoga sowie Achtsamkeitstraining. Der Bissen wird lustvoll und intensiv gerochen, geschmeckt und gefühlt, was zu schnellerer Sättigung mit weniger Kalorien und einer verbesserten Nährstoffaufnahme und Schonung der Verdauungsorgane führt. Durch die spezielle Technik wird der Speichel als Geschmacksverstärker und Verdauungsenzymwunder genutzt. Der Bissen und Schluck wird mit etwas Übung und Know-how mehrfach lustvoll und mühelos geschluckt und so die Sättigung und Zufriedenheit verstärkt. Der Vielfraß wird durch Freude und ohne Verbote zum Gourmet. Schon kleinste Mengen und einfachste Speisen bereiten intensives Wohlgefühl und Sättigung. Durch die ruhige Beschäftigung mit dem Bissen kommt das stressgeplagte Gehirn zur Ruhe. Das reduziert auch eine der wichtigsten Ursachen des Übergewichts, den Stress.«

Bitte mach dir immer wieder bewusst: Auch achtsames Essen kann dir dabei helfen, Gewicht zu verlieren. Wenn du dir für die Mahlzeit wirklich Zeit nimmst, nicht im Vorübergehen isst, stellt sich viel eher ein Sättigungsgefühl ein.

Laufstart mit Übergewicht

Bei unserem ersten Treffen erzählt mir Sissi: »*Mein größter Wunsch ist es, laufen zu können. Manchmal, wenn ich alleine bin, laufe ich ein paar Meter durch den Wald. Ich fühle den Wind in meinen Haaren. Ich fühle mich frei.«* Auf meine Frage, warum sie denn nicht einfach regelmäßig laufen geht, antwortete sie damals: »*Weil Übergewichtige doch nicht laufen dürfen.«*

Leider begegnet mir dieses Vorurteil sehr oft. Warum solltest du mit Übergewicht nicht laufen dürfen? Prinzipiell gilt hier das Gleiche wie für alle Personen über 35, die seit Jahren einen eher inaktiven Lebensstil haben. Vor dem Start sollte eine medizinische Freigabe vom Hausarzt oder Internisten Standard für deine Gesundheit sein.

Ja, es stimmt, Laufen belastet die Knochen und Knorpeln bei jedem Schritt. Daher ist es für übergewichtige Läuferinnen sehr wichtig, von Anfang an das Augenmerk auf ein Stabilitätstraining der Beinachsen und des Beckens zu legen. Beim Laufen wird das Becken bei jedem Schritt asymmetrisch belastet: Ein Bein ist in der Luft, das andere auf dem Boden. Wenn dein Fuß beim Laufen den Boden berührt, drückt die gesamte Last des Körpers auf das Standbein und dein Becken muss sich sehr rasch stabilisieren. Mit dem »Stabilitätstraining« für Läufer (das sind Kräftigungsübungen für die Beine und den Rumpf, die du sehr gut auch zu Hause durchführen kannst) baust du jene Muskelmasse auf, die dir dabei hilft, deinen Körper gut tragen zu können. Besonderes Augenmerk solltest du außerdem auf deine Schuhe (siehe dazu unten) sowie die richtige Lauftechnik lenken. Bei Übergewicht ist ein Abrollen über die Ferse meist vorteilhafter, da sonst auf dem Vorfuß eine zu hohe Belastung erfolgt.

Ich trainiere seit vielen Jahren auch übergewichtige Läuferinnen, meist in Kombination von Laufen und raschem Gehen sowie mit alternativen zügigen Nordic-Walking-Einheiten. Als Ausgleichstraining ist Schwimmen oder Aqua-Gymnastik zusätzlich sehr zu empfehlen, da im Wasser kein Druck auf die Gelenke erfolgt.

Du wirst sehen, dass ein Lauf- oder Nordic-Walking-

Programm in Kombination mit Krafttraining sowie einer Ernährungsumstellung sehr rasch erste Erfolge zeigen wird (die Hose fängt an zu rutschen). Fettmasse wird sich in Muskelmasse umwandeln und du wirst dich rundum wohler in und mit deinem Körper fühlen.

Meine Tipps für Läuferinnen mit Übergewicht:

- *Kaufe dir passende Laufschuhe:* Unsere Füße sind wie die Wurzeln eines Baumes. Sie brauchen einen stabilen Stand, um gut zu stehen. Lass dich im Fachhandel beraten, welche Schuhe optimal zu deinen Füßen passen. Der richtige Laufschuh bietet ausreichend Dämpfung und Stabilität und wird meist etwas größer gekauft. Wenn du übergewichtig bist, ist es wichtig, dass die Sohlen deiner Laufschuhe dicker sind. Leichte Senk- oder Knickfüße werden bei höherem Körpergewicht meist fehlbelastet.
- Denke daran, dass du beim Kauf des Laufschuhs passende *Socken* und/oder eventuell Einlagen mitbringst. Mit dem richtigen Schuhwerk macht das Laufen nicht nur mehr Spaß, es ist auch sicherer.
- *Starte langsam:* Der größte Fehler aller Laufanfänger ist, sie starten zu schnell. Eine Minute laufen – eine Minute gehen. Genau so startest du deine Laufkarriere. Nimm dir am Anfang nicht mehr als 40 Minuten vor. Versuche, dreimal die Woche dieses Wechseltempo durchzuführen. Nach einer Woche steigerst du auf zwei Minuten laufen und eine Minute gehen. Du wirst sehen, nach einiger Zeit schaffst du es mühelos, 30 Minuten durchzulaufen.
- *Auf gut geschützt kommt es an:* Gerade bei Frauen mit etwas größerer Oberweite empfiehlt es sich, auf einen guten Sport-BH zu achten. Laufen belastet das Brustgewebe, ein einfacher BH bietet einfach zu wenig Stütze. Ein Sport-BH in der richtigen Passform bietet perfekten

Halt beim Laufen. Am besten ist es, du lässt dich im Fachhandel beraten, um den für dich perfekt sitzenden Sport-BH zu finden.

- *Der richtige Mix macht es:* Laufen ist die ideale Sportart, um dein Herz-Kreislauf-System zu stärken. Du verbesserst durch Ausdauersportarten wie Laufen die Ökonomisierung deines Herzens. Dein Immunsystem wird gestärkt und auch deine Stimmung wird sich zunehmend verbessern. Ja, das Laufen macht süchtig. Für einen guten und vor allem gesunden Laufstil benötigst du aber eine gute Rumpfmuskulatur. Baue daher regelmäßig Kniebeugen und Liegestützen in dein Fitnessprogramm ein.
- Radfahren und Schwimmen (sofern man die richtige Technik beherrscht und zügig schwimmen kann) haben ähnliche Effekte. Der große Vorteil beim Laufen ist: Du kannst es überall ausführen und benötigst kaum Ausrüstung.

Abnehmen ist einfacher als gedacht – meine Wohlfühltipps

Wenn man abnehmen will, kommt man nicht umhin, die drei Säulen »Ernährung«, »Bewegung« und »Entschleunigung« zu kombinieren. Diese drei sind gemeinsam sicher das effektivste Mittel, um gegen hartnäckige Polster um die Leibesmitte vorzugehen.

- *Regelmäßiges Training:* Mach möglichst regelmäßig Ausdauersport, um dein Herz-Kreislauf-System und dein Immunsystem zu stärken.
- *Krafttraining für die Figur:* Muskeln sind Kraftwerke des Körpers und heizen die Fettverbrennung an. Ein

gutes Muskeltraining ist daher essenziell, wenn du deinen Körper definieren willst.

- *Burn Fat:* Achte auf eine negative Energiebilanz (Defizit), wenn du abnehmen willst.
- *Mensch, beweg dich!* Baue so viel Bewegung in deinen Alltag ein wie möglich.
- *You are beautiful:* Liebe dich und deinen Körper. Sport wird dich zu einem glücklicheren Menschen machen – ein schlanker Körper kann das nicht unbedingt.
- *Hüpf in die Jeans: Wirf die Waage in den Müll.* Deine knackig sitzende Jeans hat wesentlich mehr Aussagekraft als eine Zahl auf der Waage.
- *Halte Balance:* Im Leben – auch in einem Läuferleben – kommt es immer auf die richtige Balance an. Denn, so sagte bereits Mahatma Gandhi: »Es gibt Wichtigeres im Leben, als beständig dessen Geschwindigkeit zu erhöhen.«

Be active - so kann ich dir helfen

Höre dir auf meiner Seite die Podcasts zum Thema an:

- Wie 16 Stunden Fasten dein Leben verändern
- Tabata-Training
- Wohlfühlen im eigenen Körper
- Warum du deine Waage wegwerfen kannst – Interview mit der Diätologin Daniela Mulle
- Sind Nahrungsergänzungsmittel sinnvoll? – Interview mit der Diätologin Daniela Mulle

Schlafend schlank klingt zu schön, ist aber wahr

Das klingt doch allzu verlockend, oder? Du legst dich ins Bett und wachst in der Früh schlank und rank wieder auf. Nachdem du aber (leider) gerade kein Märchenbuch liest, muss ich dir die Illusion gleich wieder rauben. Was ich dir jedoch erzählen kann: Wer ausreichend schläft und sich gut entspannen kann, der nimmt tatsächlich leichter ab. Das ist kein Märchen und auch kein Zaubertrick.

Wer ständig unter Strom steht, wird dick

Bewegungsmangel und ungünstige Ernährungsgewohnheiten (Fastfood, Alkohol, Zucker ...) sind sicher zwei wesentliche Faktoren, die für unser wachsendes Bäuchlein verantwortlich sind. Alkohol blockiert zum Beispiel den Muskelaufbau, überschüssige Kalorien werden überdies als Fett gespeichert. Auf der anderen Seite führt zu viel Sitzen zu einem verlangsamten Stoffwechsel, macht diesen träge und begünstigt somit Entzündungen, da Schadstoffe nicht rechtzeitig aus dem Körper abtransportiert werden.

Nun geht es um einen weiteren wissenschaftlich belegten Fakt rund ums Abnehmen und Schlafmangel. Doch hier muss ich ein bisschen mit Theorie ausholen. Im Idealfall schützt das körpereigene Hormon Cortisol unseren Körper vor negativen Folgen durch starken Stress. In den Morgenstunden ist unser Cortisolspiegel besonders hoch, denn damit wird unser Körper auf die Tagwache vorbereitet. Untertags hilft uns Cortisol, aktiv zu bleiben und auf Situationen schnell reagieren zu können. Das hat unserer Menschheit das Überleben gesichert, denn unsere Vorfahren mussten schnell reagieren, wenn ihnen etwa ein Säbelzahntiger über den Weg gelaufen ist. Auch der moderne Mensch hat im Laufe seines Alltags immer wieder Cortisolspitzen – gegen Abend sollte dann der niedrigste Pegel erreicht sein. Bei anhaltendem Stress aber wird der Körper von Cortisol regelrecht geflutet und es kann nicht mehr ausreichend abgebaut werden. Dies führt unter anderem zu Unruhe, Schlaflosigkeit und Herzrasen.

Cortisol hemmt allerdings auch den Fettabbau und dies kann einer der Gründe sein, warum du nicht abnimmst, obwohl du auf deine Ernährung achtest und Sport betreibst. Ein dauerhaft hoher Cortisolspiegel begünstigt den Proteinabbau und führt zu einem Verlust an Muskelmasse. Also genau das, was wir nicht wollen.

Studiendaten belegen es deutlich: Stress ist einer der Faktoren dafür, dass wir zunehmen. Aber das Cortisol ist noch fieser: Es regt die Insulinausschüttung und damit deinen Appetit an und lässt deinen Körper förmlich nach Pizza, Schoko und Zucker schreien. Auch ich bin davor nicht gefeit und greife während stressiger Lebensphasen (noch mehr) zur Schokolade. Weil Essen Trost spendet, Entspannung und Ablenkung. Zumindest wollen wir das glauben. Unser Belohnungszentrum im Gehirn beeinflusst tatsächlich auch unser Essverhalten.

Du kennst sicher die Tage, an denen du so unter Zeitdruck stehst, dass du keine Aufmerksamkeit mehr auf das Essen lenkst und einfach schnell Nahrung, die dir vermeintlich gerade guttut, in dich hineinstopfst.

Leider bleibt der Cortisolspiegel auch damit noch lange nach der eigentlichen und akuten Stresssituation erhöht. Die Folgen sind nachhaltige Gewichtsprobleme. Natürlich ist das ausgesprochen demotivierend und führt sehr oft zu frustrierten Aussagen wie: *»Ich mache regelmäßig Sport, aber es bringt nichts. Da kann ich auch gleich wieder damit aufhören.«*

Auch meine Erfahrung zeigt: Wenn es mit dem Abnehmen trotz richtiger Ernährungsumstellung und regelmäßiger Bewegung nicht klappt, dann führe ein Schlaftagebuch und halte fest, wie lange und wie gut du schläfst.

In der Ruhe liegt die Kraft

Sandra, eine Kundin von mir, pflegte über Jahre hinweg aufopfernd ihre an Demenz erkrankte Mama. Sie berichtete mir, dass sie nicht durchschlafen kann, sie immer wieder aufwacht und erst in den frühen Morgenstunden richtig einschläft – doch dann klingelt gleich der Wecker.

Sie wollte gerne so wie in früheren Jahren intensiv Sport betreiben, fühlte sich aber – klar – in der Früh und am Abend zu erschöpft, um sich noch einmal aufzuraffen. Auch ihre Arbeitstage waren fordernd und in ihrer Freizeit stand sie ständig unter Strom. Das Problem: Die Familie hat sich seit jeher darauf verlassen, dass sich Sandra um alles und alle kümmert. Doch Sandra wurde immer unzufriedener mit ihrem Körper und war lange in einer Spirale gefangen: Einerseits hatte sie Lust darauf zu trainieren und Sport machte ihr auch Spaß – aber sie konnte und konnte nicht die Energie dafür aufbringen. Sandra wollte an Gewicht verlieren, doch egal wie sie es anpackte, es hat einfach nie geklappt. Irgendwann hat sie der Mut verlassen und sie hat sich nicht mehr sehr viel um ihre Ernährung gekümmert. Auch das eine oder andere Gläschen Wein vor dem Einschlafen hat sie zur Entspannung gebraucht.

Nach dem Tod ihrer Mutter war Sandra einfach nur unendlich müde. Sie weinte viel und fühlte sich völlig ihrem Schicksal ausgeliefert. Diagnose: Erschöpfungssyndrom! Doch dann setzte Sandra die richtigen Schritte: Sie suchte sich therapeutische Hilfe, um ihre Sorgen, Ängste und ihre Trauer bewältigen zu können, und sie lernte, ihren Körper durch Yoga und Atemübungen wieder zu entspannen, um mehr Ruhe zu finden und um besser schlafen zu können. Auch wenn sie vor allem zu mehr Sport kommen wollte, brauchte Sandras Körper nach den langen Jahren zuerst einfach Ruhe, um wieder Kraft für vermehrte körperliche Aktivitäten tanken zu können.

Studien haben gezeigt, dass Menschen, die ausreichend schlafen und ihren Stress reduzieren, schneller an Gewicht verlieren als jene, die ausschließlich ein Ernährungs- und Sportprogramm absolvieren. Der Schlaf spielt beim Gewichtsmanagement nämlich tatsächlich eine große Rolle, denn das nächtliche Fasten zwingt den Organismus, seinen Grundumsatz überwiegend durch Fettverbrennung zu decken. Bei Personen mit Schlafstörungen werden im Gehirn bestimmte Fettstoffwechsel-Gene aktiviert, die den Fettaufbau sogar forcieren können. Das englische Wort »Breakfast« (also das »Fasten brechen«) trägt diesen physiologischen Aspekt wortwörtlich sogar in sich.

Vom richtigen Zeitpunkt

Die Chronobiologie unterscheidet zwischen drei unterschiedlichen Chronotypen: Die Menschen werden dabei aufgrund ihrer inneren biologischen Uhr (den Schlaf- und Wachphasen sowie dem Leistungsvermögen zu unterschiedlichen Tageszeiten) in Lerchen, Eulen und den Normvögeln (= Normaltyp) unterteilt.

Wenn du eine *Lerche* bist, fällt es dir leicht, früh aus dem Bett zu springen, um Sport zu betreiben. Dein Cortisolspiegel flutet bereits früher an und macht dich wach und aktiv. Am Abend wiederum wirst du schnell müde und fühlst dich nur dann richtig wohl, wenn du zeitgerecht ins Bett kommst.

Eulen wiederum sind nachtaktive Tierchen, der Morgen ist nicht gerade ihre Lieblingstageszeit. Als Eule bist du am Abend besonders produktiv und kreativ. Frühes Aufstehen bedeutet für dich und deinen Körper Stress, denn du bist rein chronobiologisch betrachtet eine Spätaufsteherin.

Die *Normvögel* liegen, wie der Name sagt, genau in der Mitte und werden gerne als Normaltyp bezeichnet. In diese Kategorie reiht sich der Großteil der Bevölkerung ein.

Im Laufe des Lebens verändert sich der Chronotyp etwas, prinzipiell ist er aber genetisch angelegt. Es gibt einen sehr guten Test, um deinen Chronotyp festzustellen, dieser ist im Buch »When, The Scientific Secrets of Perfect Timing« von Daniel H. Pink sehr ausführlich beschrieben. Im Alter von 20 Jahren, so Pink, erreicht der Mensch den Höhepunkt seiner Eulenzeit, wir werden dann für den Rest unseres Lebens wieder vermehrt zu Eulen. Ich bin zwar schon weit über meinen Zwanzigern, warte aber noch immer darauf, zur Lerche zu werden.

Wann wachst du am Wochenende (an freien Tagen) auf? Ist es dieselbe Uhrzeit wie an Arbeitstagen, bist du vermutlich eine Lerche. Wenn du weitaus später aufwachst (90 Minuten oder mehr), dann bist du wohl eine Eule.

Eine Umstellung des Chronotypus ist schwierig, langwierig und auch nicht unbedingt ratsam. Aus eigener Erfahrung kann ich dir berichten (ich bin eine Eule!), dass es sinnvoller und gesünder ist, soweit es geht, nach seinem Rhythmus zu leben. Eine Zeit lang habe ich sehr zeitig am Morgen Kunden trainiert – für mich war dies vor allem im Winter eine körperliche Folter. Hin und wieder eine Ausnahme zu machen, früher aufzustehen, um eine Laufrunde zu machen, ist durchaus machbar. Dauerhaft würde mich allerdings eine Umstellung krank machen beziehungsweise hat sie mich krank gemacht. Die Jahre vor meinem Burn-out waren gezeichnet vom Früh-Aufstehen und Spät-schlafen-Gehen.

Zwinge dich also nicht zum morgendlichen Sport, wenn dein Körper eigentlich Schlaf braucht. Teste immer wieder deinen Ruhepuls, auch er gibt dir darüber Auskunft, ob dein Schlaf erholsam genug ist. Mehr dazu findest du übrigens im Kapitel »„Ich bin doch eh' recht fit! – Aber früher habe ich nicht so gekeucht" auf Seite 61.

Zeit für dich ist nicht egoistisch, sondern gesund!

Ich werde sehr oft darauf angesprochen, dass ich so aktiv bin und wie ich das denn durchhalte. Auf dem Foto meines privaten Facebook-Profils hüpfe ich dich an. Gerne poste ich in den sozialen Medien Bilder von mir und meinen Kundinnen und Kunden beim Sport. Ja, Sport ist mein Hobby, meine Berufung und ich liebe es, Menschen in Bewegung zu bringen.

Aber eigentlich bin ich sehr gerne faul. An vielen Tagen habe ich deswegen ein schlechtes Gewissen, obwohl ich weiß, dass Faulheit auch gesund sein kann. Als Kind haben mein Bruder und ich den US-amerikanischen Familienfilm »Im Dutzend billiger« geliebt. Das Buch gehörte zu meinen Lieblingsbüchern und schmückt noch heute mein Bücherregal. Erzählt wurde (natürlich sehr ausgeschmückt) die Geschichte der US-Organisationspsychologen Frank und Lillian Gilbreth und deren zwölf Kinder. Die beiden haben zahlreiche Bewegungsstudien durchgeführt und galten als Pioniere auf dem Gebiet des Arbeitsstudiums. Familie Gilbreth zeichnete sich immer durch großen Aktionismus aus – Müßiggang war eher unerwünscht. Eine Liedzeile aus dem Film – gesungen von einem Gilbreth-Sproß – lautet daher bezeichnend: *»Ich möchte so gerne faul sein – ich möchte so, so gern faul sein. Liegen im Gras, nichts zu tun, stundenlag faul nur ruhen«*.

Genau mit dieser Textzeile konnte ich mich schon als Kind herrlich identifizieren. Faul sein bedeutet für mich lesen. Das Eintauchen in die Welt meiner Bücher ist für mich noch heute Entspannung pur. Vor allem im Urlaub schaffe ich es nicht, ein gutes Buch aus der Hand zu legen. Mein Mann hat den Kauf des Kindles sehr begrüßt, denn nun müssen wir nur mehr vier statt zwanzig Bücher im Koffer verstauen. Die restlichen tausend Bücher sind ja bequem im E-Reader verstaut.

Schon als Kind habe ich mit meinem abendlichen Ritual gestartet: kein Einschlafen, ohne davor zu lesen. In meinem Schlafzimmer gibt es keine elektronischen Geräte. Dafür jede Menge Bücher und Zeitschriften. Ganz egal wie müde ich bin, einige Seiten in einem meiner aktuellen Bücher (neben meinem Bett liegt ein Stapel an Büchern, die ich gerade in Bearbeitung habe) müssen gelesen werden. Das gönne ich mir einfach – diese Zeit nur für mich!

Finde auch du für dich ein Ritual, welches du jeden Tag vor dem Einschlafen zelebrierst und welches dich ruhig macht.

Meine Tipps für einen besseren Schlaf:

- Geh vor Mitternacht zu Bett, dieser Schlaf ist besonders erholsam (ich weiß, für Eulen ist das nicht immer einfach).
- Halte dein Schlafzimmer weitgehend elektrofrei. Verzichte auf TV, Computer oder Handy, lüfte vor dem Schlafengehen und nimmt dir ein gutes Buch zur Hand.

- Leite die Nachtruhe mit einem Ritual ein. Du kannst dir zum Beispiel eine Tasse Tee machen und dabei Atemübungen absolvieren. Sehr zu empfehlen ist es, am Abend einige ruhige Entspannungsübungen aus dem Yoga zu praktizieren. Wenn du deine Stirne auf die Matte bettest, beruhigst du dein Nervensystem und kannst so leichter abschalten.

Wenn du es eilig hast, mach einen Umweg

Ich finde dieses japanische Sprichwort, einen Umweg zu machen, wenn man es besonders eilig hat, großartig, es bringt mich immer wieder zum Denken. Mein zweiter Vorname lautet ja: »Frau Hans Dampf in allen Gassen.« Wenn mein Mann mir zufällig auf der Straße begegnet, erkennt er mich nicht nur an meinem pinken Outfit, sondern vor allem an meiner Gehgeschwindigkeit. Zur Ruhe zu kommen und langsam zu gehen, fällt mir sehr, sehr schwer. Wenn meine Beine einmal in Bewegung sind, müssen sie losflitzen.

In meiner Ausbildung zur Mentaltrainerin lernte ich eine großartige Übung, die ich (leider zu selten) gerne anwende, wenn ich mich innerlich sehr unruhig fühle. Während du auf der Straße (oder wo immer du gehst) unterwegs bist, denkst du nichts anderes als die Worte: einatmen – ausatmen – einatmen – ausatmen. Es ist geradezu unheimlich, wie sich dann meine Schrittlänge und Geschwindigkeit verändern.

Die unruhigen Gedanken im Kopf verschwinden, da mein Gehirn ja mit den Worten »einatmen« und »ausatmen« beschäftigt ist.

Wenn es gerade sehr hektisch und »unrund« in meinem Leben ist, plane ich bewusst meine Einheiten auf meiner Yoga-Matte ein. Auch wenn ich wirklich keine klassisch-gelenkige Yogini bin (mehr dazu im Kapitel: »„Du musst dich nicht zur Brezel verknoten – Yoga als Schmerzkiller und Trainingspartner“ auf Seite 160 habe ich gelernt, dass Yoga mich ruhiger macht. Für mich funktioniert das allerdings nur zu Hause, denn ich kann Yoga mit mir allein am besten genießen. Viele meiner Rücken-Yoga-Schüler lieben es wiederum, in der Gruppe angeleitete Yoga- und Atemübungen zu machen. Wie immer gilt: Erlaubt ist, was gefällt.

Wenn besonders wenig Zeit ist, gönne ich mir eine Auszeit zwischendurch. Ich mache mir eine Tasse Tee, schließe die Augen und verbinde mich mit meinem Atem. Diese Atemübung funktioniert übrigens sogar auf jeder Toilette (vielfach von mir erprobt!). Ich schließe die Türe und konzentriere mich nur mehr auf meinen Atem.

Egal wie eilig du es hast, diese paar Minuten, dich wieder mit dir zu verbinden, deinen Fokus auf deine Atmung zu lenken, helfen dir dabei, in hektischen Zeiten ruhiger zu bleiben.

Entspannung gelingt nicht auf Knopfdruck

Vor vielen Jahren wurde mir vom Facharzt eine Biofeedback-Behandlung aufgrund meiner Fehlhaltung der Wirbelsäule verschrieben. Die Methode selbst hat sicher ihre Berechtigung, leider bin ich an die falsche Therapeutin geraten. Während mir also der Computer mein aktuelles Spannungsmuster zeigte (und das war damals relativ hoch), schrie mich die Therapeutin an: *»Entspannen Sie sich jetzt endlich, sonst wird das nie was!«*

Wie du dir vorstellen kannst, hat mich diese Dame nie mehr wiedergesehen. Entspannung funktioniert eben nicht auf Knopfdruck. Spannenderweise kann der Körper sich nur gut bewegen, wenn er entspannungsfähig ist. Die gute Nachricht: Das kannst du lernen! Wesentlich dabei ist: Sei bitte nicht zu ungeduldig mit dir. Zu Beginn fällt es oft schwer, die Gedanken, die durch deinen Kopf springen, nicht gleich weiterzudenken. Am Anfang war ich oft richtig böse auf mich, weil ich das Gefühl hatte, ich schaffe es einfach nicht, meine Gedanken loszulassen. Eine Yoga-Lehrerin hat mir allerdings einen sehr guten Tipp gegeben: »Nimm deine Gedanken liebevoll wahr, verabschiede dich von ihnen und lass sie dann weiterziehen.«

Vor Kurzem habe ich allerdings einige Entspannungsübungen kennengelernt, die selbst mich als Mentaltrainerin begeistert hatten.

Probiere sie gerne aus! Setz dich bequem auf eine Matte. Atme einige Male betont ruhig ein und aus. Lass deine Schultern entspannt weg von den Ohren gleiten (so gut das gerade geht). Drehe deinen Kopf nun langsam zur rechten Seite und dann wieder zur Mitte zurück. Wiederhole diese Bewegung dreimal. Nun sitzt du wieder aufrecht, hältst deinen Kopf ruhig in der Mitte und denkst nur daran, dass du deinen Kopf nach rechts drehst. Der Kopf selbst bleibt völlig ruhig. Wiederhole auch diesen Ablauf dreimal. Nun drehst du deinen Kopf wieder bewusst nach rechts, denkst aber daran, dass du ihn nach links wendest. Du hast nun ein Schattenbild deines Kopfes. Beim Zurückgleiten treffen sich deine »beiden Köpfe« wieder in der Mitte. Wiederhole auch diese Bewegung dreimal. Ich möchte dir nur so viel verraten: Diese Übung entspannt phänomenal!

Schlaf dich fit – meine Wohlfühltipps

Nicht nur unsere Muskeln brauchen Ruhe, um zu wachsen, auch unser Geist benötigt Ruhephasen. Daher gönne dir bitte so viele Schlaf- und Ruhezeiten, wie du nur kannst. Sei lieb zu dir.

- *Wie man sich bettet:* Achte gut darauf, dass du eine gute Schlafqualität findest.
- *Achte auf die Uhrzeit:* Teste, welcher Chronotypus du bist, und versuche zumindest an einigen Tagen der Woche danach zu leben.
- *Probier's mal mit Gemütlichkeit:* Lebe ab und zu deine Faulheit und gönne es dir, einmal nichts zu tun. Suche dir auch im Alltag immer wieder kleine Ruheoasen.
- *Rituale helfen:* Versuche vor dem Einschlafen deinen Körper und Geist zu entspannen.
- *Raus aus dem Schlafzimmer:* Vermeide späte Bildschirmarbeitszeiten und verbanne Lichtquellen wie TV und Handy aus dem Schlafzimmer.

Be active – so kann ich dir helfen

Höre dir auf meiner Seite die Podcasts zum Thema an:

- Hole das Beste aus deiner Zeit – Interview mit dem Zeitmanagement-Experten Ivan Blatter
- Atmen für dein Wohlbefinden
- Meine 10 Tipps für deinen besseren Schlaf

Warum Jungbrunnen nur an Laufstrecken entspringen – wer sich bewegt, lebt besser

Während meines Masterstudiums durfte ich Vorlesungen von Professor Paul Haber hören. Der ehemalige Leistungsschwimmer und Sportmediziner war damals bereits an die 70 Jahre alt und schlank und rank wie ein junger Mann. Er lehrte uns sehr anschaulich und pointiert viel rund um das optimale Training von Ausdauer und Kraft. Einer seiner Leitsprüche lautet: *»Wichtig ist es, nicht nur sein Gehirn, sondern auch seinen Körper lebenslang zu trainieren – die Devise lautet ›Fit in die Grube‹.«*

Damals schmunzelte ich sehr darüber. Auch heute noch – aber ich verstehe es immer besser: Denn an manchen Tagen fühle ich mich wie hundert Jahre. In der Früh zwickt es fast immer da und dort oder überall. Klar, manchmal liegt das am Muskelkater, wenn ich es mal wieder ein bisschen übertrieben habe. Auch wenn ich mich im Spiegel betrachte, denke ich an wirklich vielen Tagen: »Hallo, wer sind Sie bitte?« Wo ist die fesche, junge Frau geblieben, die mich früher angelächelt hat?

Dass ich mich früher auch nicht fröhlicher im Spiegel begrüßt habe, ist wieder eine andere Geschichte. Dennoch: Leugnen ist zwecklos. Das Alter hinterlässt seine Spuren. Die Haut verliert an Spannkraft. Der erforderliche Einsatz für einen schlanken und fitten Körper ist wesentlich größer als noch vor einigen Jahren. Wenn ich abends ein wenig länger ausbleibe (da spreche ich in meinem Alter von einer Schlafengehzeit von ein Uhr morgens), fühle ich mich, auch ohne einen Schluck Alkohol getrunken zu haben, wie eine Greisin. Der Körper braucht schlichtweg länger (und noch länger) zur Regeneration. Aber dieser Beitrag soll nicht ins Jammern abgleiten oder gar dazu verleiten. Denn: Es gibt das eine Wundermittel, das mir ganz schnell hilft, mich wieder jung und dynamisch zu fühlen.

Nicht nur lebenslanges Lernen zählt

Richtig glücklich und zufrieden bin ich, wenn ich Sport betreibe. Beim Laufen fühle ich mich (zumindest an den meisten Tagen) frei und unbeschwert. Niemals würde ich beim Laufen darüber nachdenken, ob meine Oberschenkel schwabbeln, die Frisur (ich habe nicht mal eine) sitzt oder ob mein Po in der Laufhose gut aussieht.

Laufen wird sehr oft als die Wunderpille für die ewige Jugend bezeichnet. Leider muss ich dennoch mit der schlechten Nachricht zuerst herausrücken. Wie schon zu Beginn des Buches erwähnt, verkaufe ich dir hier keine pinke Brille, sondern berufe mich auf wissenschaftlich fundiertes Wissen.

Es stimmt, dass der Mensch mit Mitte zwanzig auf der Höhe seiner körperlichen Leistungsfähigkeit ist. Unsere Muskeln sind zu diesem Zeitpunkt stark, die Herzfrequenz und die maximale Sauerstoffaufnahmefähigkeit sind hoch wie nie. Doch ab dem rund 25. Lebensjahr geht es auch schon abwärts mit unserem Leistungspotenzial – langsam zwar, aber eindeutig abwärts. Mit jedem Lebensjahr sinkt die maximale Herzfrequenz im Schnitt um einen Schlag. Durchschnittlich verlieren wir vier Prozent an Muskelmasse mit jedem Lebensjahrzehnt. Wenn ich also mit meinen fast

50 Jahren (und ja, ich halte mich für recht fit) gegen eine fitte 30-jährige Dame antrete, dann habe ich im Sprinten keine Chance mehr.

Als Läuferinnen verlieren wir zuerst an der Schnellkraft (sehr gut daran zu sehen, dass du in den kurzen Bewerben wie einem Volkslauf von fünf Kilometern im Laufe der Jahre langsamer wirst) und danach lässt die Ausdauer nach. Das bedeutet, dass ein Langstreckenläufer mit 70 Jahren einfach langsamer ist als ein 50-jähriger Läufer. Nachdem niemand von uns seinen Lebensunterhalt durch seine sportlichen Leistungen verdient, können wir alle mit dieser Tatsache sehr gut (und lange) leben. Natürlich gilt dies ebenso für andere Sportarten, wie zum Beispiel Radfahren oder Nordic Walken.

Auch die Regeneration wird zunehmend wichtiger. Unsere Muskeln und das Herz-Kreislauf-System brauchen nach Belastungen länger, um sich wieder zu erholen. Ich empfehle daher, dass wir uns mit fortschreitendem Alter mehr einem Mix aus Krafttraining-Ausdauertraining und Koordinationstraining zuwenden.

Je älter wir werden, desto mehr wandeln sich Muskelfasern um – nämlich von den schnellen Fasern zu langsamen an Größe und Zahl. Du hast es vielleicht bereits in deinem Umfeld bemerkt. Während Zwanzigjährige gefühlt nur einmal eine Hantel in der Hand halten müssen, um an Muskelmasse zuzulegen, brauchst du schon etwas länger, viel länger, um sichtbare Erfolge zu erzielen.

Lass dich aber bitte nicht entmutigen! Zahlreiche Studien haben belegt, dass selbst 80-Jährige noch Muskelmasse aufbauen können. Mein eigener Vater ist ein großartiges Beispiel dafür, dass man wirklich in jedem Alter noch erfolgreich mit dem Krafttraining starten kann. Zeit seines Lebens war Papa ein begeisterter Radfahrer, für Krafttraining konnte er sich aber nie erwärmen. In den letzten Jahren vermiesten ihm seine chronischen Rückenschmerzen das Leben.

Papas Rückenmuskulatur war sehr schwach, daran konnte regelmäßiges Radeln und Nordic Walken nichts ändern. Er fiel immer mehr in sich zusammen und vermittelte, rein optisch gesehen, das Bild eines gebrechlichen Herrn.

Seit einem halben Jahr trainiert mein 75-jähriger Papa nun unter Anleitung einer sehr gut ausgebildeten Trainerin in einem Fitnessstudio am »Milon Zirkel«. Dieses Zirkeltraining ist ein effektives Ganzkörpertraining mit unterschiedlichen Geräten für die Kraft, aber auch für die Ausdauer. Wenn ich meinen Papa so anschaue, bin ich regelrecht begeistert. Seine Haltung ist viel aufrechter, seine Laune wesentlich besser und er hat tatsächlich sichtbar an Muskelmasse zugenommen.

Das ist die wirklich gute Nachricht: Wenn du zweimal die Woche mit Gewichten arbeitest oder aber Klimmzüge oder andere Ganzkörperübungen absolvierst (also jene, welche die großen Muskelgruppen ansprechen), kannst du diesen Vorgang deutlich verlangsamen. Achte zunächst darauf, dass du die Übungen technisch korrekt ausführst, und lasse sie dir am besten von einem Trainer oder einer Trainerin zeigen.

Wenn Grizabella und ein junges Kätzchen Marathon laufen

Aber es gibt noch weitere gute Nachrichten für jene Damen, deren 20. Geburtstag sich schon einige Mal wiederholt hat. Wir können vielleicht nicht mehr unsere Bestzeiten laufen oder radeln, aber mit regelmäßigem Training steht einem erheblichen Leistungsfortschritt nichts im Wege. Und natürlich gilt das auch für dich, wenn du gerade mit dem Sport startest. Es ist nie zu spät, in ein bewegtes Leben aufzubrechen, das sehe ich tagtäglich an meinen Kundinnen.

Nun gilt: Je länger die Strecke, desto höher das Leistungsalter. Gerade längere Distanzen erfordern von den Läuferinnen und Läufern einiges mehr an Geduld und Ausdauer und Disziplin. Wir profitieren nun von unserer Erfahrung – sprinten nicht einfach los, sondern gehen eine längere Distanz ruhig und routinierter an. Studien zeigen, dass Läufer, die regelmäßig trainieren, wesentlich länger fit bleiben – und zwar körperlich und geistig!

Den Beweis für die Richtigkeit dieser Studien konnte ich selbst beobachten. Meine beiden Kundinnen Natascha und Dora haben sich beide mithilfe unserer Trainingspläne für einen Halbmarathon vorbereitet. Natascha ist Anfang 30, Dora um fast 15 Jahre älter. Beide Damen sind in früheren Jahren regelmäßig gelaufen, hatten dann aber für längere Zeit eine Sportpause eingelegt. Bei vielen meiner Laufanfängerinnen habe ich allerdings genau die gleichen Dinge beobachten können.

Beide haben jeden Trainingsimpuls von uns umgesetzt und sich akribisch auf den großen Tag vorbereitet. Sie wollten zeigen, was in ihnen steckt, und natürlich die möglichst größten Früchte ihres Trainings ernten. Gemäß ihres Alters war die errechnete Zielzeit für Natascha naturgemäß um einiges schneller als für ihre Freundin. Schon im Training konnten wir sehen, dass beide Damen ihre Wunschzeiten gut erreichen werden können. Am Tag des Wettkampfes fiel es Natascha aber deutlich schwerer als Doris, ihren Rhythmus zu finden. Sie lief zunächst viel zu schnell los und war gegen Ende des Laufes ziemlich erschöpft. Dora hingegen hielt von Beginn des Rennens an sehr konstant ihre Geschwindigkeit, konnte auf den letzten Kilometern sogar noch beschleunigen und den Lauf mit einem grandiosen Zielsprint finishen.

Was ich dir damit sagen will? Auch wenn die Zeit bei jüngeren Sportlerinnen deutlich unter jener von etwas älteren liegt, bietet das Alter aber selbst beim Sport seine Vorteile: etwa wachsende Geduld und Sicherheit.

Daher gilt: Bitte vergleiche dich leistungsmäßig nur mit deiner eigenen Altersklasse, sonst bist du schnell deprimiert. Freue dich aber daran, mit welcher Souveränität du in ein Rennen gehen kannst. Mach dir immer wieder bewusst, dass du mit Sport tatsächlich das »Älter-Fühlen« hinauszögern kannst und du so sehr viel für ein Altern in Gesundheit und Fitness tun kannst. Wenn du zu jenen Läuferinnen gehörst, die drei- bis viermal die Woche trainieren, sinkt deine maximale Herzfrequenz deutlich langsamer. Daten belegen, dass das Herz eines 50-jährigen Läufers noch fast genauso gut Blut durch den Körper pumpen kann wie jenes eines fitten 30-Jährigen. Gleich, ob du gerade erst mit dem Laufen gestartet hast oder schon längere Zeit Läuferin bist: Sei stolz auf dich! Du läufst nicht gegen andere, sondern du besiegst deinen eigenen Schweinehund.

Starke Knochen durch körperliche Aktivität

Osteoporose ist eine Erkrankung der Knochen und wird auch als Knochenschwund bezeichnet. Der dafür verantwortliche Mechanismus ist ein Ungleichgewicht zwischen Knochenbildung (Aufbau von Knochensubstanz durch Osteoblasten) und Knochenabbau (durch die »Osteoklasten«). Mit zunehmendem Lebensalter gewinnen die Osteoklasten die Oberhand, wodurch die Festigkeit des Knochens abnimmt. Dadurch erhöht sich letztlich auch das Risiko für Knochenbrüche. Frauen sind tatsächlich dreimal häufiger von der Erkrankung betroffen als Männer. Bedingt durch den Östrogenmangel in der Menopause erkranken Frauen daran in wesentlich jüngerem Alter als Männer.

Mit gezieltem Training lässt sich hier aber einiges für unsere Knochengesundheit und vor allem zur Stärkung der

Knochen tun. Im Alter lässt die Regenerationsfähigkeit des Skeletts nach, Sport und Bewegung kann allerdings diesen altersbedingten Knochenverfall bremsen. Die Knochendichte nimmt durch sportliche Aktivitäten wie Laufen, schnelles Wandern sowie Krafttraining zu. Je dichter der Knochen ist, desto geringer ist das Risiko für einen Bruch.

Im Kapitel »„Der zweite Frühling kann mich mal – schicke deine Wechseljahre mit dem Schweinehund in die Arena“ auf Seite 217, findest du noch weitere Informationen dazu.

Laufen gegen den Herbstblues

Jedes Jahr im Herbst, wenn die Nächte länger werden und der Nebel die Stadt einhüllt, beginnt für mich eine schwierige Phase. Im Herbst neige ich sehr leicht dazu, mich wesentlich trauriger und erschöpfter zu fühlen. Der Herbstblues legt sich dann wie Nebelschwaden über mein ansonsten sonniges Gemüt. Oftmals kommen Gedanken, dass auch ich im Herbst meines Lebens angekommen bin und das lässt mich ordentlich grübeln und innehalten. Am liebsten würde ich mich Anfang November in eine Ecke verkriechen, ein gutes Buch nehmen, eine Schokomaroni essen und warten, bis es wieder Frühling wird.

Einzig der Outdoorsport reißt mich aus all meinen trüben Gedanken. Mein angelerntes Wissen, dass ich mich nur überwinden muss hinauszugehen und es mir bereits nach wenigen Minuten besser geht, tut sehr viel für mich. Egal, ob ich durch den Wald laufe oder aber gerade knackige Einheiten absolviert habe: Wenn der Sauerstoff in meine Lungen strömt, fühle ich mich voller Energie, voller Stärke und ganz in meiner Kraft. Ich fühle mich glücklich und attraktiv – nein: Ich *bin* glücklich und attraktiv. Und unglaublich dankbar, dass mein Körper und meine Beine mich so weit getragen haben.

Na ja, und natürlich sorgt das Lauftraining wie nebenbei auch dafür, dass mir meine Kleidung noch immer gut passt. Und das, obwohl ich wirklich sehr, sehr gerne nasche und tatsächlich keine Waage im Haushalt habe. Meine Beine sind noch immer recht schlank und muskulös und ich liebe es, dass man nach dem Laufen einen wunderschönen und rosigen Teint hat. Okay, zugegeben: Mein Gesicht ist oft etwas sehr pink und verschwitzt nach dem Sport, aber erstens liebe ich pink und zweites schwitzen ja auch junge Menschen.

Ich bin mit meinen Glücksgefühlen kein Einzelfall – meine Kundinnen geben mir recht.

Alter schützt nicht vor Stress und Depression

Laufen macht mich zu einem glücklicheren, zufriedenen und fitteren Menschen. Körperliche Bewegung bekämpft die Auswirkungen von zu viel Cortisol, einem Hormon, welches bei zu viel Stress nicht vom Körper abgebaut werden kann und zu Depressionen und Demenz führen kann. Aber das weißt du sicherlich schon aus dem Kapitel »„Wertsache »Ich« – Sport kann dir helfen, Stress abzubauen“ auf Seite 34«.

Wissenschaftliche Daten zeigen uns, dass Stress der größte Feind beim Älterwerden ist. Auch wenn vielleicht die Beanspruchung im beruflichen Alltag wegfällt, es gibt einfach viele andere Situationen, die durchaus stressauslösend wirken: Die Zeit, die man für seine Aktivitäten hat, scheint viel endlicher zu werden. Meine Eltern berichten mir, dass es sie stresst, nicht zu wissen, wie lange sie noch ein gesundes

Leben vor sich haben. Das Älterwerden konfrontiert sie zunehmend mit den Gedanken ihres eigenen Ablebens.

Konflikte innerhalb der Familie, das Gefühl, für alle da sein zu müssen, oder auch der Verlust von Familienmitgliedern setzen durch die Ausschüttung von Cortisol schwer zu. Wir wissen, das Stress Spuren in unserem Gehirn hinterlässt, im fortschreitenden Alter wirkt sich dieser allerdings noch dramatischer aus. Die Ärztin Manuela Macedonia präsentiert in ihrem Buch »Beweg dich! Und dein Gehirn sagt Danke« Studiendaten, die aufzeigen, dass sogar im fortschreitendem Alter Bewegung vor Depressionen schützen kann. Obwohl das Stresshormon Cortisol vorhanden ist, sind die Auswirkungen auf Depressionen deutlich geringer.

Der Demenz davonlaufen

Wenn unser Gehirn allerdings durch die ständige Wirkung von Cortisol aus dem Gleichgewicht kommt, besteht bei depressiven Menschen ein erhöhtes Risiko, an Alzheimer zu erkranken. Mein Mann ist in seinem Beruf als Krebsspezialist tagtäglich mit dem Kampf gegen den fast ausweglos erscheinenden Gegner Krebs konfrontiert. Dennoch bereitet meinem Mann eine andere Krankheit richtig große Angst und Sorge: die Demenz. Als Kind musste er miterleben, wie sich seine Großmutter durch eine fortschreitende Demenz dahingehend veränderte, dass ihr Kurzzeitgedächtnis verloren ging. Alle paar Minuten stellte sie die gleiche Frage, für Johannes hat sich dies für immer in sein Gehirn gebrannt. Nein, dement will er nicht werden. Er weiß allerdings seit vielen Jahren, dass man mit Sport aktiv etwas dagegen tun kann.

Studien haben gezeigt, dass regelmäßige körperliche Aktivität sogar bei Menschen mit genetischer Disposition das Auftreten einer Alzheimer-Demenz hinauszögern kann. Und Bewegung hebt ja die Stimmung und das ist eine weitere Präventionsmöglichkeit, um sich vor Demenz zu schützen. Wenn wir auch beim Älterwerden mobil bleiben und soziale Verbindungen pflegen, so hilft dies, eine gute Stimmung aufrechtzuerhalten. Ein weiterer Effekt, der für die Bewegung als Jungbrunnen und als Demenzprävention spricht, ist jener, dass Bewegung auch Fettleibigkeit reduziert. Denn: Übergewicht verdoppelt das Risiko, eine Demenz zu entwickeln. Du siehst, es gibt ausgezeichnete Gründe, die Lauf- oder Walking-Schuhe (auch weiterhin) zu schnüren. Natürlich gilt dies ebenso für alle anderen Sportarten: Wichtig ist nur die Regelmäßigkeit – also mindestens dreimal die Woche für eine Zeitspanne von 30 bis 40 Minuten.

Laufen verzögert den Alterungsprozess – es ist nie zu spät

Ich kenne zahlreiche Damen, die weit über siebzig Jahre alt sind, fit und fröhlich wie Turnschuhe durchs Leben gehen und noch regelmäßig an Laufbewerben teilnehmen. Laufen in Kombination mit moderatem Krafttraining hilft dabei, dass die Muskeln weiterhin gut funktionieren. Das Risiko für typische Alterserkrankungen wie Osteoporose, Adipositas, Herzschwäche oder Diabetes sinkt.

Der »Jungbrunnen-Effekt« des Laufens ist natürlich auch medizinisch zu erklären. Hier lasse ich wieder meinen Mann, den Mediziner Johannes Drach, zu Wort kommen: »Ganz spannend ist die Beobachtung, dass gerade das Laufen den Alterungsprozess von Zellen verzögern kann. Warum? Dazu müssen wir uns die Chromosomen näher ansehen, also die Strukturen in unseren Zellen, welche die Träger all unserer Gene sind. Jeder Mensch hat 46 Chromosomen, und die Endstücke der Chromosomen tragen den Namen ›Telomere‹. Mit diesen Telomeren befassen sich viele Forscher, die den Alterungsprozess untersuchen. Und es wurde entdeckt, dass bei jeder Zellteilung diese Telomere etwas kürzer werden. Das ist ein wichtiger biologischer Mechanismus, welcher der Zellalterung zugrunde liegt. Denn ab einer gewissen Länge – bzw. richtigerweise gesagt Kürze – der Telomere kann sich die Zelle nicht mehr teilen und damit ist unsere Lebenszeit begrenzt. Forscher haben nun herausgefunden, dass Laufsport (viel mehr noch als Kraftsport) zu einer Verzögerung dieser Telomer-Verkürzung führt – anders formuliert: Die Zellen bleiben länger jung. Umgelegt auf die Zellen des Herzmuskels oder der Blutgefäße bedeutet dies, dass ein 70-jähriger Mensch ›biologisch‹ durchaus noch Zellen eines 50-Jährigen haben kann, sofern er sich eben ausreichend bewegt.«

Teste und trainiere deine Sensomotorik – meine Wohlfühltipps

Stelle dich auf ein Bein und stoppe die Zeit, wie lange du darauf balancieren kannst. 18- bis 39-Jährige schaffen dies im Durchschnitt rund 45 Sekunden. Mit dem Alter nimmt diese Fähigkeit stetig ab. Tägliche Gleichgewichtsübungen lohnen sich und dienen im Alter als Sturzprophylaxe. Fang heute schon an, aktiv etwas für deine Sensomotorik zu tun.

- Stelle dich beim Zähneputzen auf ein Bein und versuche die Augen zu schließen.
- Rolle eine Turnmatte zusammen und balanciere auf einem Bein darauf.

- Unser Bindegewebe braucht, um elastisch zu bleiben, Bewegungen wie Hüpfen und Dehnen. Schwinge deinen Oberkörper, hüpfe auf einem Bein und gehe immer wieder einmal rückwärts.
- *Bleib in deiner Altersklasse:* Vergleich dich bitte nicht mit deiner 20-jährigen Tochter, Kollegin oder Bekannten, wenn es um das Thema Sprinten geht.
- *Gemeinsamkeiten:* Suche dir Gleichgesinnte, in der Gruppe macht Laufen gleich noch mehr Spaß – und »Dates« mit Freundinnen hält man eher ein.
- *Ein Mal ist kein Mal:* Achte darauf, dass du regelmäßig trainierst.
- *Fit in die Grube:* Muskeltraining und Koordinationstraining sind besonders wichtig, um im Alter Verletzungen und Unfällen vorzubeugen. Sport hilft dir zudem, Knochenmasse aufzubauen. Laufen hält dein Hirn fit und kann vor Demenz schützen.
- *Auch dein Körper mag Abwechslung:* Konfrontiere deinen Körper immer wieder mit neuen Reizen. Springe auf einem Bein, gehe rückwärts, gehe einige Schritte mit überkreuzten Beinen ...
- *Klug trainieren:* Dreimal pro Woche locker im Wohlfühltempo zu joggen, hält dich wesentlich länger fit und gesund. Achte auf ausreichende Regenerationszeiten zwischen deinen sportlichen Einheiten. Beim Training in den höheren Altersklassen gilt: Qualität vor Anzahl der gelaufenen Wochenkilometer.

Be active – so kann ich dir helfen

Höre dir auf meiner Seite die Podcasts zum Thema an:

- Internistische Blickweise auf den Sport – Interview mit Uni.-Prof. Dr. Johannes Drach

Lachen ohne Binde – wie du oben und unten dicht bleiben kannst

Bist du unten herum noch ganz dicht? Diese Frage stelle ich fast allen meinen Kundinnen beim ersten Gespräch. Vielleicht nicht immer so direkt, aber ich würde sagen: Ich treffe damit sehr oft einen Schmerzpunkt! Dass beim Niesen, Heben, Hüpfen, Springen und auch beim Joggen einige Urintröpfchen ins Höschen gehen, ist gar nicht mal so selten. Und natürlich nicht angenehm und frau spricht selbstverständlich überhaupt nicht gerne darüber. Doch hier und jetzt möchte ich darüber sprechen – denn das Problem ist häufiger als gedacht.

Meine Kundin Erika hat einen sehr erfüllenden Job, der mit sehr vielen Geschäftsreisen und Abendterminen einhergeht. Für Sport bleibt daher für die Mama einer fünfjährigen Tochter nicht viel Zeit. Sie kommt regelmäßig in meine Praxis zum Personal Training und für Damen wie Erika erstelle ich kleine und effektive Fitnessprogramme, die jede einfach zu Hause durchführen kann. Als wir auf das Thema »Beckenboden« kamen, hat Erika plötzlich etwas herumgedruckst, bis sie zugegeben hat, dass sie immer wieder das Gefühl hat, dass sie »unten herum« nicht mehr so ganz dicht ist. *»Wenn ich mit meiner Tochter herumspringe und davor nicht auf der Toilette war, kann es schon passieren, dass ich immer wieder Urintröpfchen verliere. Es fühlt sich für mich oft so an, als könnte ich meine Beckenbodenmuskulatur gar nicht richtig kontrollieren.«*

Konstanze, 45, und Mama von zwei Kleinkindern

spricht die Misere wiederum offen an: »*Nach meiner zweiten Schwangerschaft musste ich in der Yoga-Stunde husten. Auf einmal habe ich gefühlt, dass ich meinen Beckenboden dabei nicht halten kann. Ich kann dir gar nicht sagen, wie unangenehm es war, als ich bemerkte, dass ich mich gerade angemacht habe.*«

Auch Regina, Mitte 50 und Mutter eines erwachsenen Sohns, kennt das Problem. Die leidenschaftliche Läuferin ist eine rundum aktive und trainierte Frau und erzählte mir: »*Ganz ehrlich? Manchmal verliere ich beim Laufen Urin. Ich habe mir gar nicht so viel dabei gedacht und verwende halt Slipeinlagen.*«

Erwecke die Kraft aus der Mitte

Jedes Mal, wenn ich im Fernsehen die Werbung für Einlagen bei Blasenschwäche sehe, schnaube ich wie ein wütendes Pferd. Mein Mann lacht dann immer dazu, denn er kennt nur allzu gut meinen Standardspruch: »*Warum Einlagen nehmen, wenn Frau doch auch so einfach ein Beckenbodentraining durchführen kann.*« Eine Beckenbodenschwäche trifft nicht nur »Jungmamas« und alte »Mütterchen«, sondern ist auch rund um die Wechseljahre bedingt durch die Hormonumstellung durchaus ein Thema, über das wir Frauen sprechen sollten. Männer übrigens auch, aber das ist wieder ein anderes Thema. Eine Beckenbodenschwäche ist gar nicht peinlich, aber unangenehm und belastend. Die Physiotherapeutin Franziska Malle aus Wien weiß: »Bei der Geburt wird der Beckenboden kurzzeitig sehr stark gedehnt und muss danach wieder die Spannung halten. Daher sollte eine Rückbildungsgymnastik immer durchgeführt werden – übrigens auch nach einem Kaiserschnitt. Denn: Bei einem ungeplanten Kaiserschnitt hängen die Kinder oft über Stunden im Geburtskanal. Rückbildung funktioniert auch Jahre nach der Geburt.«

Die wirklich gute Nachricht: Du kannst die Muskulatur deines Beckenbodens wieder fit machen.

Dein Beckenboden

Als Beckenboden bezeichnet man die Muskeln bzw. die muskuläre Einheit, welche die untere Begrenzung des Beckenkanals bildet. Der Beckenboden trägt und schützt die Organe und arbeitet mit der Rücken- und Bauchmuskulatur zusammen. Der Beckenboden ist quasi das »Impulszentrum der Körpermitte«. Reaktive Schnelligkeit in der Dynamik und Stabilität in der Statik sind die grundlegenden Elemente.

Der Beckenboden hat drei Hauptfunktionen:

- anspannen (Sicherung der Kontinenz),
- entspannen (Wasserlassen, Stuhlgang, beim Geschlechtsverkehr),
- reflektorisch gegenhalten bei Belastungen wie Husten, Lachen, Hüpfen, Tragen von schweren Lasten.

Ich stelle mir meinen Beckenboden immer wie ein Trampolin vor. Er besteht aus einer Membran (Vagina) und Sprungfedern (Bänder) vorne, mittig und hinten, die am Rahmen (Beckenboden) befestigt sind. Wenn die Bänder oder die Membran überdehnt sind, ist das Trampolin nicht mehr funktionsfähig. Der Beckenboden muss blitzschnell anspannen können, beim Husten oder Niesen beispielsweise innerhalb von 100 bis 200 Millisekunden.

Beckenboden und Zwerchfell sind zwei parallel schwingende Böden. Einatmen: Der Beckenboden sinkt – es kommt zur Entspannung der Beckenbodenmuskulatur. Ausatmen: Der Beckenboden hebt sich – die Beckenbodenmuskulatur ist angespannt.

Franziska Malle nennt hierfür ein sehr gutes Beispiel: »Wenn du über die Straße spazierst, dich ein Auto anhupt und du schrecklich erschrickst, auch dann sollte der Beckenboden seine Halte-Funktion verrichten.«

Für uns Frauen ist der Beckenboden bzw. die Muskulatur des Beckenbodens von besonderer Bedeutung. Jede dritte Frau zwischen 35 und 40 Jahren und jede zweite Frau über 50 leidet unter unwillkürlichem Harndrang; meist bedingt durch eine Schwächung der Beckenbodenmuskulatur.

Dein Beckenboden wird geschwächt durch:

- husten und niesen ohne Beckenboden-Aktivierung. Tipp: Versuche bitte immer, deinen Beckenboden beim Husten und Niesen aktiv anzuspannen und versuche in aufrechter Haltung zu niesen oder zu husten.
- drücken beim Wasserlassen oder beim Stuhlgang,
- Aktivierung der Bauchpresse (zum Beispiel beim Sport) ohne Aktivität des Beckenbodens,
- hormonelle Veränderungen in den Wechseljahren,
- Schädigung während einer Geburt oder durch viele Geburten.

Auch für die Gynäkologin Eva Lehner-Rothe ist der Beckenboden ein wichtiges Thema: »Leider wird der Beckenboden sehr oft noch immer als ›Stiefkind‹ betrachtet, über den nicht sehr oft gesprochen wird. Für mich als Frauenärztin ist es sehr wichtig, das Thema Beckenboden bei der Untersuchung als Teil der Basis-Anamnese aktiv anzusprechen. Ein gut funktionierender Beckenboden ist Bestandteil der Lebensqualität jeder Frau. Bei der Untersuchung überprüfe ich Tonus und Kraft des Beckenbodens. Das geht mit einer einfachen Tastuntersuchung sehr gut. Ich bitte die Patientin, meinen Finger zusammenzuzwicken. Bei der zweiten Übung möchte ich, dass sich meine Patientinnen vorstellen, die

Scheide sei ein Aufzug, der meine Finger in Richtung Nabel ziehen soll. Mit diesen beiden Übungen kann ich die unterschiedlichen Muskulaturen des Beckenbodens überprüfen. Aber das kann man auch einfach zu Hause testen.«

Eine Wahrnehmungsübung für deinen Beckenboden

Setze dich auf einen Stuhl oder, falls du die Möglichkeit hast, auf einen Gymnastikball. Achte darauf, dass deine Beine gut aufgerichtet auf dem Boden abgestellt sind. Rutsche so weit auf die Kante des Stuhls, dass du wirklich mit beiden Füßen guten Bodenkontakt hast. Schau auch, dass du möglichst aufrecht sitzt, dein Steißbein zeigt Richtung Stuhl und dein Bauchnabel zieht leicht nach innen. Deine beiden Sitzbeinhöcker (du findest sie ganz einfach, wenn du unter dein Gesäß greifst) sollten sich gleichmäßig auf dem Stuhl oder Gymnastikball befinden. Versuche nun, dein Becken nach vorne und nach hinten – nach links und nach rechts zu kippen. Lass danach dein ganzes Becken kreisen. Nun lenke deine Wahrnehmung bewusst auf den Beckenboden.

Anschließend kommen wir zum zweiten Teil der Übung: Konzentriere dich wieder auf das Sitzen. Denke nun an einen Hochspringer, der in dem Moment des Absprungs explosiv in die Höhe kommt. Ahme diese Bewegung nur mit deinem Beckenboden nach. Wippe dabei rhythmisch auf deinem Stuhl, indem du die Sitzbeinhöcker zusammenziehst. Zähle von 1 bis 3 und stehe dann mit einem kräftigen Impuls auf. Setze dich danach wieder hin und wiederhole die Übung einige Male. Achte immer darauf, dass wirklich der Beckenboden arbeitet und nicht deine Gesäßmuskulatur. Stehe nur mehr so auf – du wirst merken, um wie viel schwungvoller du im Alltag aufstehen kannst.

Ein kleiner Haltungs-Check im Stehen – für Wirbelsäule und Beckenboden

Im Alltag kannst du sehr viel für deinen Beckenboden machen. Wo du zum Stehen kommst, versuche stets, deine Haltung zu kontrollieren und gegebenenfalls zu verbessern.

- Die Knie nicht durchdrücken – so reduzierst du die starke Belastung auf deine Lendenwirbelsäule.
- Halte dein Becken in neutraler Haltung. Wie das geht: Das Becken wird aufgerichtet, das Steißbein zieht leicht nach unten, die Lendenwirbelsäule darf dabei nicht ins Hohlkreuz fallen.
- Der Bauchnabel soll in Richtung Wirbelsäule ziehen.
- Die Schultern stets entspannen und nicht zu den Ohren hochziehen. Die Schultern sollten nach »hinten unten« ziehen.
- Das Kinn gerade halten.
- Der Kopf ist aufrecht und gerade. Stelle dir vor, dass dich ein seidener Faden über den Hinterkopf in die Höhe zieht

Warnsignal des Beckenbodens

Es gibt einige Hinweise, die auf eine Fehlsteuerung der Beckenbodenmuskeln deuten: häufiger Harndrang (mehr als zehn Toilettengänge am Tag), ungewollter Urinverlust, Schwierigkeiten, die Blase zu entleeren, häufige Blasenentzündungen sowie Schmerzen beim Wasserlassen, Geschlechtsverkehr oder Sitzen.

Ein gut angeleitetes funktionelles Beckenboden-Training kann die Symptome positiv beeinflussen. Dazu unsere Expertin Eva Lehner-Rothe, die übrigens selbst Mutter von zwei Kindern ist: »Auch Jahre nach der Geburt kann es noch zu einem Tröpfchenverlust kommen. Ein Kaiserschnitt schützt nicht vor einer Beckenbodenschwäche, da der Beckenboden schon alleine durch die hormonellen Umstellungen der Schwangerschaft leidet. Aber auch ohne Kinder kann das Gewebe des Beckenbodens schlecht sein. Selbst wenn Patientinnen keine aktiven Beschwerden wie Inkontinenz haben, so ist ein konsequentes Training des Beckenbodens im Sinne einer Prophylaxe zu empfehlen. In der Menopause kann es, bedingt durch einen Östrogenmangel, zu einer Beckenbodeninsuffizienz kommen. Die hormonelle Umstellung, das Östrogendefizit, begünstigt das Erschlaffen des Gewebes. Eine Beckenbodenschwäche wird bei sehr vielen Frauen dann zu einem sehr großen Thema. Der Beckenboden braucht regelmäßige Aufmerksamkeit. Wenn man selbst üben möchte, empfehlen sich auch Vaginalkugeln. Wenn Patientinnen nicht gerne selbst üben, dann empfehle ich Einzeltrainings bei Therapeutinnen oder Trainern.«

Rumpfstabilität stärkt den Beckenboden

An dieser Stelle komme ich auf Core-Power für die Rumpfstabilität zurück. Denn egal ob für Alltag, Sport oder eben für einen fitten Beckenboden: Die Kraft aus der Körpermitte ist wichtig. Daher sollten Beckenbodentraining und das Training für die Wirbelsäule – vor allem für die Lendenwirbelsäule – Hand in Hand gehen. Das heißt, wenn du deiner Lendenwirbelsäule etwas Gutes tun willst (eben mit der richtigen Haltung), tust du gleichzeitig deinem Beckenboden etwas Gutes.

Richtig ausgeführtes Rumpfstabilitätstraining stärkt deine Körpermitte, führt zu einer guten Haltung, vermeidet Schmerzen im Bereich der Lendenwirbelsäule und tut deinem Beckenboden gut.

Wichtig: Beim Training ist immer darauf zu achten, dass

du nicht die Luft anhältst oder gepresst atmest, sondern mit der Bewegung atmest. Mit der Anstrengung (in die Kraftbewegung) atmest du immer aus, beim Entlasten atmest du ein.

Deinen Beckenboden trainierst du am besten so:

- Durch Wahrnehmungsübungen (siehe oben beschriebene Übung).
- Der Alltag ist das beste (Reaktions-)Training. Wer seinen Beckenboden beim Gehen und auf der Treppe aktiviert, trainiert dessen rhythmische Schnellkraft.
- Übungen am großen Gymnastikball (Pezziball).
- Haltungsübungen im Alltag.
- Pilates ist eine der optimalen Trainingsformen, um sowohl den Beckenboden als auch die Rumpfkapsel zu trainieren.

Beckenboden-freundliches Verhalten auf der Toilette

Und nun kommen wir zu dem Moment, zu dem Ort, zu dem selbst »der Kaiser zu Fuß geht«. Den Teil des Beckenbodens, auf dem man sitzt, kann man meist am einfachsten ansteuern und beherrschen. Zum Entleeren der Harnblase stellst du dir vor, dass du auf der Harnöffnung sitzt.

Zum Entleeren des Darms, dass du auf dem Anus sitzt. Nimm dir beim nächsten Toilettengang bewusst Zeit, die Beckenbodenmuskulatur vorerst zu entspannen. Sehr wichtig ist dabei, dass es zu keinem Pressen der Bauchmuskulatur kommt.

Wichtig für den Klogang ist übrigens: Der Po gehört ins Klo, stelle deine Beine, vor allem wenn du auf die große Seite gehst, auf einen kleinen Hocker. Die Hockstellung ist für die Entleerung des Darms besser. Versuche dagegen beim Urinieren eher gerade zu sitzen.

Was tut deinem Beckenboden gut – meine Wohlfühltipps

Wichtig ist, dass du deinen Beckenboden nicht als Stiefkind behandelst, sondern als das, was er eben ist: ein wichtiger Muskel, der trainiert werden will. Das geht durch spezielles Training, aber auch mit einigen Tricks im Alltag.

1. Auf der Toilette
   - Bequemes Sitzen mit offenen Beinen. Beine auf einen Hocker stellen. Zeit nehmen und entspannen.
   - Kein Pressen und Drücken
   - Beim Stuhlgang gilt: Der Po gehört ins Klo.
   - Kein Schnäuzen während der Blasenentleerung.
   - Nach der Entleerung den Beckenboden anspannen.

2. Im Alltag
   - Versuche im Sitzen deine Beine nicht zu überkreuzen.
   - Hebe mit geradem Rücken und gehe dabei leicht in die Knie.
   - Gönne deinem Beckenboden immer wieder Phasen der Entspannung. Die Beine kommen auf einen Stuhl oder Gymnastikball und du liegst entspannt auf dem Rücken.
   - Sprich das Thema Beckenboden aktiv bei deinem nächsten Besuch beim Frauenarzt oder deiner Frauenärztin an.

Be active – so kann ich dir helfen

Höre dir auf meiner Seite die Podcasts zum Thema an:

- Warum der Po ins Klo gehört und was du noch alles über deinen Beckenboden wissen solltest – Interview mit Physiotherapeutin Franziska Malle
- Be active aus der Sicht der Frauenärztin – Gespräch mit Dr. Eva Lehner-Rothe
- Beckenaufrichtung – das solltest du darüber wissen
- Impulszentrum Beckenboden – was jede Frau und jeder Mann darüber wissen sollte

Du musst dich nicht zur Brezel verknoten – Yoga als Schmerzkiller und Trainingspartner

Ich mache gerne Yoga, doch eines muss ich gleich vorweg zugeben: Gelenkigkeit ist absolut nicht mein zweiter Vorname. So mache ich weder den Kopf- noch den Handstand auf der Yoga-Matte. Ich vermute, dass ich nicht einmal als Baby oder Kleinkind sehr gelenkig gewesen bin. Bodenturnen zählte nie zu meinen Begabungen. Ganz im Gegenteil zu meiner fast 70-jährigen Mama. Sie wirft sich noch immer voller Vergnügen über Gymnastikbälle und ist biegsam wie ein Weidenast. Ich kann nicht einmal im Sitzen meine Zehen umfassen.

Daher sieht eine Béatrice in der Yoga-Stunde in etwa so aus: Links von mir dehnt sich eine elfenhaft aussehende Yogini geschmeidig, rechts von mir springt eine Dame, die auf den ersten Blick gar nicht sportlich aussieht, gelenkig in eine Asana (so werden im Yoga die einzelnen Übungen genannt). Dazwischen ich: schnaufend, schweißtriefend und etwas bis sehr frustriert auf meiner schönen natürlich pinken Yoga-Matte. Nur beim Yoga schaffe ich es, sogar auf den Zehen zu schwitzen! Durch mein Rückenleiden durfte ich nämlich lernen, dass viele meiner körperlichen »Baustellen« auf einer schlechten Haltung sowie einer unzureichend bewegten Brustwirbelsäule beruhen.

Wenngleich ich mich immer schon sehr viel bewegt habe, die Zeiten, als ich noch einer Bürotätigkeit nachging, haben ihre Spuren hinterlassen. Du darfst also herzlich lachen, wenn ich dir verrate, dass ich selbst Yoga-Trainerin bin. Aber hier sehe ich mich als Coach für all jene, die schon von einigen Beschwerden – Verspannungen, Rückenschmerzen, steifer Körper, Fußbeschwerden – heimgesucht werden. Denn eines habe ich selbst gelernt: Es gibt tatsächlich für jeden ein passendes Yoga, man muss nur ein bisschen suchen. Yoga ist nämlich weit mehr, als sich »zum Brezel zu verknoten« (außer du kannst das), Ooohm zu singen oder eben auf dem Kopf zu stehen. Selbstverständlich kannst du dies alles tun, wenn du Lust dazu hast.

Finde dein Yoga!

Schriften zufolge ist der Übungsweg des Yoga mehr als 3.500 Jahre alt. Im Yoga werden Körper-, Atemübungen sowie mentale Techniken gelehrt, deren Ziel ein gesunder und friedvoller Umgang mit dem eigenen Körper ist. Wer sich so wie ich seit vielen Jahren mit Fitness auseinandersetzt, der erkennt, dass faktisch alle Übungen ihren Ursprung im Yoga haben. Daher nimm dir Zeit, dein Yoga zu finden. Ich selbst musste viele Jahre lang nach dem für mich und meinen Körper geeigneten Stil suchen.

Yoga bietet ein breites Repertoire: Es gibt das sehr dynamische Ashtanga-Yoga, das ruhigere Hatha-Yoga sowie das fast schon meditative Yin-Yoga. Dazwischen liegen viele unterschiedliche Variationen – vom Hot-Yoga im aufgeheizten Raum bis zum Yoga mit Ziegen und Hunden und sogar ein Yoga am Bürostuhl.

Für meine Läufer, die manchmal nicht allzu viel mit Yoga anfangen können und hinter diesem Begriff eher esoterische Anwandlungen vermuten, nenne ich Yoga einfach Dehnen.

Vergleich dich nur mit dir!

Vor Jahren hat mich eine Aussage meiner Physiotherapeutin »wachgerüttelt«. »*Wer bestimmt, was man im Yoga können muss? Es gibt kein Schlechter und kein Besser, da wir alle unterschiedlich genetisch ausgestattet sind.*« Seitdem vergleiche ich mich wesentlich seltener mit anderen. Ja, es mag sein, dass zahlreiche Damen viel gedehnter sind als ich. (Vermutlich 80 Prozent.) Aber: Sind sie auch so ausdauernd wie ich? Laufen sie Halbmarathon und Marathon? Vermutlich nur wenige.

Meist stimmt es auch nicht, dass man »einfach nicht gedehnt ist«. Vielmehr weist der Körper Dysbalancen auf. Dieses Ungleichgewicht führt dazu, dass wir in manchen Bereichen unserer Muskulatur sehr gut gedehnt sind, in anderen eher weniger. Die Aufgabe besteht nun darin, sich auch mit jenen Partien unseres Körpers zu beschäftigen, die mehr Aufmerksamkeit brauchen würden.

Für einen wirklich fitten Körper benötigst du eine gut trainierte Muskulatur (wir sprechen natürlich nicht von Muskelbergen à la Schwarzenegger) und eine gewisse Grundbeweglichkeit.

Bei Yoga kannst du deine Verspannungen wegatmen

Vor einiger Zeit hat sich Irene hilfesuchend an mich gewandt. Sie arbeitet als Sekretärin und sitzt daher viele Stunden am Tag vor dem Bildschirm. Ab und zu geht sie für eine halbe Stunden walken oder mit dem Hund ihrer Mama spazieren. Durch einen Jobwechsel und einige private Veränderungen ist ihr die regelmäßige Bewegung, aber auch der Spaß daran völlig abhandengekommen. Die Verspannungen im Schulter- und Nackenbereich haben bei ihr regelmäßig Kopfschmerzen ausgelöst. An vielen Tagen, so hat sie mir berichtet, fühlt sie sich schon richtig depressiv, da sie so oft Schmerzen hat.

Irene wünscht sich, wieder ins Tun zu kommen, aber ihre Verspannungen hindern sie daran. Zu groß ist die Angst, dass sie nach einer sportlichen Aktivität größere Beschwerden als zuvor hat. Wenn du bei jeder Bewegung im Hinterkopf Angst hast, dass wieder etwas schmerzen könnte – klar, dann lässt du es meist einfach bleiben.

Durch das viele Sitzen hat sich Irenes Haltung sehr verschlechtert, ihre Schultern sind noch weiter nach vorne gerutscht und sie macht einen Rundrücken wie eine ältere Dame. (Nur schnell eine kleine Anmerkung: Auch ältere Damen müssten keinen Rundrücken haben, aber dies ist wieder eine andere Geschichte.)

Gemeinsam mit Irene habe ich ein Set an Übungen erarbeitet, welche sie wirklich problemlos in ihren Arbeitsalltag einbauen kann. Gerade wenn du unter schmerzhaften Verspannungen leidest, ist wichtig, dass du die kleinen Bewegungseinheiten sehr regelmäßig durchführst.

Problemzone Wirbelsäule

Im Laufe unserer Zivilisation sind wir vom Bewegungsmensch eher zum »Viel-Sitzer« mutiert. Du kennst sicherlich den Spruch: Sitzen ist das neue Rauchen. Rückenschmerzen, Verspannungen der Schulter- und Nackenpartie sind häufige Beschwerdebilder meiner Kundinnen, und häufig ein Resultat unserer bewegungsarmen Zeit. Jedoch muss unsere Wirbelsäule stabil, aber auch beweglich sein, um für alle Belastungen des Alltags gerüstet zu sein. Die Wirbelgelenke sorgen für Beweglichkeit, Muskeln und Bänder für Halt. Die Bandscheiben (sehr oft Sorgenkinder) verbinden die Wirbelkörper, sorgen für Flexibilität der Wirbelsäule und fungieren als Stoßdämpfer. Im Yoga wird die Wirbelsäule als Lebensachse bezeichnet. Das systematische Wechseln von Beugung und Streckung fördert, so sagt man, die Auseinandersetzung mit Hingabe und Aktivität. Durch unsere meist sitzenden Tätigkeiten und durch Bewegungsmangel leiden wir nur allzu oft unter Kreuzschmerzen. Unsere Lendenwirbelsäule schmerzt und ist überlastet, da die Brustwirbelsäule meist die Drehbeweglichkeit verloren hat.

Die Nackenpartie ist der fragilste Teil der Wirbelsäule. Wenn hier die Feinabstimmung aus dem Lot gerät, führt das in weiterer Folge zu Verspannungen. Wenn ich wieder einmal zu lange vor dem Bildschirm sitze oder stundenlang auf mein Handy starre, spüre ich es ganz genau. Mein Kopf schiebt sich nach vorne und ich sehe wohl aus wie eine Schildkröte. Diese Verspannungen enden meist, so wie bei Irene, mit Spannungskopfschmerzen.

Die gute Nachricht ist, dass es nur einfache Übungen braucht, um dir hier Gutes zu tun. Du benötigst dafür keine Hilfsmittel und auch nicht viel Zeit – wichtig ist nur, dass du deinen Haltungscheck wirklich regelmäßig durchführst. Unlängst habe ich einen sehr guten Ausspruch von Swami Sivananda, einem indischen Yoga-Meister, gelesen: »Ein Gramm Praxis ist mehr wert als eine Tonne Theorie.«

Denk dich lang – dein Haltungscheck für zwischendurch

Sitzt du auch mit krummem Rücken vor dem Bildschirm? Ist dein Kopf nach vorne geschoben, dein Nacken leicht gestaucht und deine Schultern hängen? Vielleicht drückst du auch gerne deine Knie beim Stehen durch? Willkommen im Club!

Dann mach zwischendurch diese Übung – am besten, du schreibst folgende Punkte auf ein Post-It und klebst es an deinen Schreibtisch, an den Badezimmerspiegel und sonst wohin:

- Denk dich lang, so geraten deine Bandscheiben in der Halswirbelsäule nicht unter Druck.
- Der Nacken bleibt lang und dabei wird dein Hinterkopf wie von einem seidenen Faden hochgezogen.
- Dein Kopf befindet sich über dem Rumpf und ist nicht vorgeschoben.
- Die Schultern kommen weg von den Ohren, die Schulterblätter ruhen entspannt und breit am Rücken.
- Dein Steißbein zeigt nach unten in Richtung Boden.
- Deine Füße stehen fest auf dem Boden. Du verwurzelst dich sozusagen wie ein Baum in die Erde.

Yoga für Bürotäter – denk dich entspannt

Mit diesen Übungen kannst du sogar während der Arbeit am Computer ein wenig für dich, deine Haltung und deine Gesundheit tun.

Warme Schoko-Übung

Du kannst dich mit feinen Wahrnehmungsübungen regelrecht entspannt denken. Stell dir vor, dass warme Schokoladensauce (oder falls du Schokolade nicht magst, ein Massageöl) über deine Schulterblätter nach hinten unten, Richtung Po, fließt.

Stelle dir den Buchstaben V vor. Die Schultern sind breit und weich und werden nach hinten unten geführt. Du wirst gleich spüren, dass sich deine Schultern viel weicher und entspannter anfühlen.

Atme deine Schulter- und Nackenregion frei

Wann ziehst du deine Schultern hoch? Meistens wenn du dich unwohl, nervös oder angespannt fühlst. Im Winter oft außerdem, wenn dir kalt ist.

Atme tief ein und ziehe die Schultern bewusst hoch hinauf zu den Ohren. Denke beim Einatmen an etwas, was du jetzt bewusst aufnehmen möchtest. Ich denke sehr gerne an das Wort: Gelassenheit.

Beim Ausatmen denkst du an etwas, was du loslassen möchtest. Mein Wort ist meist Stress.

Lasse die Schultern dabei tief nach unten sinken und wiederhole diese Übung einige Male.

Entspanne deinen Schultergürtel am Bürostuhl

Setze dich aufrecht auf deinen Stuhl. Beginne nun langsam, mit einer Schulter rückwärts große Kreise zu beschreiben. Dann mit der anderen Schulter. Lass jetzt nacheinander beide Schultern rückwärts kreisen.

Auch deine Brustwirbelsäule darf sich gut mitbewegen. Mache diese Übung mindestens eine Minute lang. Die Durchblutung der Nackenmuskulatur wird gefördert, deine Brustwirbelsäule wird beweglicher. Ich liebe diese Übung und verspreche dir: Sie ist eine Wohltat.

Frau Müller und Frau Maier

Setz dich aufrecht auf einen Sessel. Der Hinterkopf wird wieder vom seidenen Faden nach oben geführt. Deine Schultern sinken tief, du sitzt aufrecht mit leichter Bauchspannung (Bauchnabel zieht also Richtung Wirbelsäule und das Steißbein zieht nach hinten unten). Nun drehst du langsam deinen Kopf – Achtung: nur (!) den Kopf – zur rechten Seite und nickst der (imaginären) Frau Müller zu. Spüre, wie sich der seitliche Strang der Nackenmuskulatur dehnt.

Dann drehst du den Kopf langsam wieder zur Mitte zurück und wiederholst die Übung auf die andere Seite. Nun nickst du Frau Maier zu. Viele meiner Kundinnen machen diese Übung gemeinsam mit ihren Kolleginnen im Büro. So macht es wirklich Spaß!

Kräftige deine Nackenmuskulatur auch untertags

Setz dich wieder aufrecht auf deinen Stuhl. Beide Füße sind fest auf dem Boden, du kannst ruhig deine Schuhe anlassen. Halte eine schöne Körperspannung, indem du den Bauchnabel leicht nach innen ziehst.

Schiebe deinen Hinterkopf nach oben, so als ob dich ein Faden hochzieht. Dein Blick geht geradeaus.

Verschränke die Finger auf dem Hinterkopf und ziehe beide Ellenbogen nach hinten. Achtung: Die Kopfstellung bleibt unverändert. Bleib einige Atemzüge in dieser Position. Atme und entspanne dich.

Versuche, diese Übung mehrmals am Tag zu wiederholen.

Back Twist auf dem Bürostuhl

Der Drehsitz trainiert deine Brustwirbelsäule. Bei allen Varianten des Drehsitzes gilt: Länge beim Einatmen und intensive Drehung beim Ausatmen. Stelle dir vor, dass dein Hinterkopf Richtung Himmel gezogen wird, das Kinn kommt dabei ganz leicht nach unten. Achte dabei immer auf die unterschiedliche Weite des Brustkorbs: Auf einer Seite gehen die Rippen weit auseinander, auf der anderen schmiegen sie sich eng aneinander.

Du kannst Übungen im Drehsitz auch auf deinem Schreibtischstuhl ausführen. Setz dich auf deinen Bürosessel, die Füße sind gut auf dem Boden verankert. Achte darauf, dass deine Sitzbeinhöcker beide den Sessel berühren. Richte nun deine Wirbelsäule mit der Einatmung gerade auf. Beim Ausatmen entspannst du deine Schultern und lässt sie locker fallen. Hebe beim Einatmen beide Arme über den Kopf und lass sie beim Ausatmen wieder sinken. Wiederhole das zweimal.

Mit der nächsten Ausatmung drehst du nun deinen Rumpf nach rechts. Lege deine linke Hand auf deinen rechten Oberschenkel (außen) und deine rechte Hand hinten an die Stuhllehne. Drehe dich sanft und langsam in den Twist. Beide Sitzbeinhöcker sind noch immer fest mit der Sitzfläche verankert. Denke dich lang. Bei jeder Einatmung gewinnst du an Länge, bei jeder Ausatmung schaust du, ob du dich noch etwas weiterdrehen kannst. Nach einigen Atemzügen wechselst du die Seite.

Rolle dich an der Wand

Für diese Übung brauchst du einen Tennis-, Faszien- oder Franklin-Ball (diese Bälle passen wirklich in jede Tasche und wiegen nicht viel).

Stelle dich locker mit dem Rücken an die Wand. Positioniere den Ball neben deinem Schulterblatt und starte damit, dass du dich langsam ausrollst. Stell dir vor, du bist eine Katze, die sich geschmeidig an der Wand räkelt. Führe diese Übung sehr langsam und aufmerksam durch.

Spüre, wo du Verspannungen hast. Bleibe dort etwas länger mit dem Ball und führe einen leichten Druck aus. Meine Kunden beschreiben ihre Empfindungen dabei immer als »Wohlfühlschmerz«.

Rolle deine Schulterregion bis zur Lendenwirbelsäule langsam aus. Du wirst selbst bemerken, wo es sich lohnt, intensiver zu rollen oder länger zu verweilen.

Lass deine Faszien tanzen

Verklebtes Bindegewebe (Faszien) führt häufig zu Verspannungen, die sich sehr oft im unteren Bereich der Lendenwirbelsäule bemerkbar machen. Sehnen und Bänder sind Teil des Fasziennetzwerkes. Dieses Bindegewebe umhüllt Muskeln, Gelenke und Knochen und bildet ein zusammenhängendes Gebilde. Federnde Bewegungen, leichtes Hüpfen und Schwingen sind eine Wohltat für deine Faszien. Balancieren über Baumstämme, barfuß gehen auf unterschiedlichem Terrain, aber auch auf Felsen klettern und barfuß tanzen fördert die Elastizität deines Bindegewebes. Viel trinken (Wasser) ist zusätzlich ratsam.

Warum du als Läuferin regelmäßig Yoga machen solltest

Ich mache keinen großen Hehl daraus: Das regelmäßige Dehnen nach dem Laufen habe ich sehr viele Jahre lang nicht ernst genommen. Nachdem ich ja ohnedies nicht sehr gelenkig bin, habe ich mich dabei immer so stocksteif und schlecht gefühlt, dass ich es eben gleich weggelassen habe. Jaja, ich weiß: vollkommen kontraproduktiv. Erst die Schmerzen nach meinem Knochenmarködem im unteren Rücken haben mich aufgeweckt. Seither dehne ich wirklich regelmäßig und praktiziere auch Yoga. Wichtig bei allen Übungen ist: Versuche nicht, dich in eine Dehnung hineinzukämpfen.

Jahrelang wollte ich mir nicht eingestehen, dass ich einige Yoga-Asanas aufgrund meiner mangelnden Dehnfähigkeit in den Beinen (bei mir ist es die Rückseite der Oberschenkel) nicht korrekt ausführen kann.

Beim Yoga verhält es sich allerdings so wie bei allen anderen Sportarten auch. Eine Übung wirkt nur effektiv und gesund, wenn sie korrekt ausgeführt wird. Dabei können Yoga-Gurte oder -Blöcke sehr helfen. Es ist keine Schande, diese zu verwenden. Ganz im Gegenteil: Ich finde, es zeigt von Stärke, sich seiner Schwächen bewusst zu werden und gezielt daran zu arbeiten.

Was du für deine Yoga-Praxis benötigst

Wenn du dir für zu Hause ein kleines Yoga-Programm zusammenstellen möchtest, dann brauchst du nicht viele Hilfsmittel. Eine rutschfeste Matte, die einen guten und sicheren Stand gewährleistet, und Hilfsmittel wie Blöcke und Gurte. Und natürlich einen ruhigen Ort, um deine Übungen zu machen.

- Lege dir eine Decke oder ein kleines Handtuch neben die Matte, so kannst du in manchen Asanas deinen Nacken entlasten, die Schultern erhöhen oder gegebenenfalls deine Knie schützen.
- Ein festes Kissen oder aber das Einschlagen deiner Yoga-Matte hilft dir dabei, dein Becken korrekt auszurichten.
- Lass dir am besten von einem guten und erfahrenen Yoga-Lehrer oder einer Yoga-Lehrerin einige Asanas (und Variationen davon) zeigen, damit du sie korrekt aus-

führst. Nur so hast du den maximalen Benefit von deinem Übungsprogramm.

- Starte und beende jede Einheit (auch wenn sie nur für wenige Minuten ist) mit einer Entspannungseinheit.
- Konzentriere dich einige Atemzüge lang bewusst auf deine Ein- und Ausatmung. Yoga sollte in deinem Alltag eine kurze Ruheoase sein, in der du dich ausruhst, dich entspannen kannst und neue Energie tankst.
- Betrachte deine Yoga-Einheit (ob sie fünf Minuten oder eine Stunde dauert) als Geschenk für dich.

Um die wohltuende Wirkung des Yoga erleben zu können, braucht es ein gewisses Durchhaltevermögen. Das habe ich an meinem eigenen Leib erfahren dürfen, aber ich garantiere dir, wenn du durchhältst, wirst du es nicht mehr missen wollen, weil es dir einfach guttut.

Richtig dehnen ist wichtig – meine Wohlfühltipps

Viele der Übungen, die für dich und deinen Körper gut sind, lassen sich in den Alltag integrieren. Fang am besten gleich damit an, du wirst spüren, wie gut es dir damit geht.

- *Pass auf deine Problemzonen auf:* Integriere Übungen für deine lockeren Schultern und deine Nackenregion in deinen Arbeitsalltag.
- *Ab auf die Matte:* Lass dir von einem Yoga-Lehrer die korrekten Ausführungen der Asanas zeigen. Suche dir drei Asanas aus, die du jeden Tag ausführen kannst. Versuche ein Ritual darum zu entwickeln.

- *Vergleich dich nur mit dir*: Entwickle keinen falschen Ehrgeiz, konzentriere dich nur auf dich und vergleich dich nicht mit anderen.
- *Höre gut zu:* Höre auf deinen Körper, er sagt dir, welche Übungen du brauchst.

Be active – so kann ich dir helfen

Höre dir auf meiner Seite die Podcasts zum Thema an:

- Yoga am Arbeitsplatz
- Faszientraining
- Atmen für dein Wohlbefinden
- Wie du ohne Rückenschmerzen in den Tag startest

D wie Doping – warum Sonne gesünder und schneller macht

Fit, fröhlich und voller Energie durch den Tag zu springen, das ist vermutlich der Wunsch von uns allen. Gerade in der lichtarmen Jahreszeit ist aber oft genau das Gegenteil der Fall. Da fühlt man sich oft müde und schlapp. Und nach Monaten mit wenig Sonne, dafür mit Nebel und langen Nächten fällt das Aufstehen in der Früh recht schwer. Auch zum Training schleppst du dich eher lustlos und denkst eigentlich nur an eines: Wie schön wäre es jetzt doch, auf dem Sofa zu liegen oder schlafen zu gehen. Auch meine liebe Kundin Cornelia kann ein Lied davon singen: *»Ich bin so müde, dass ich eigentlich zu gar nichts mehr Lust habe. Ja, wenn ich mich einmal aufgerafft habe, dann macht mir Sport schon Spaß. Die meiste Zeit schaffe ich es nach der Arbeit einfach nicht mehr, vom Sofa aufzustehen.«*

Das Sonnenvitamin

Nicht immer stecken nur die fiesen Schweinhunde hinter der Lustlosigkeit. In vielen Fällen ist ein Vitamin-D-Mangel für die Müdigkeit verantwortlich. Fast alle unserer Körperzellen benötigen das Steroidhormon »Calcitriol« und das Vitamin D ist die Vorstufe dieses Hormons. Über unsere Ernährung decken wir allerdings lediglich 10 bis 20 Prozent unseres täglichen Bedarfs an Vitamin D ab. Die Hauptversorgung findet über die körpereigene Synthese statt. Vitamin D hat einen hormonähnlichen Wirkmechanismus, weshalb das eigentlich fettlösliche Vitamin auch als Vitamin-D-Hormon bezeichnet wird. Durch seine Fettlöslichkeit können unsere Muskulatur und unser Fettgewebe Vitamin D sogar bis zu einigen Monaten speichern. Den Namen »Sonnenvitamin« verdankt das Vitamin D seiner Besonderheit, dass es unser Körper mithilfe der UVB-Strahlen des Sonnenlichts selbst herstellen kann. In der Haut entsteht aus dem Cholesterin das 7-Dehydrocholestrol und wird dann in Leber und Niere zum aktiven Vitamin D umgeformt.

Auch mein Mann, Johannes Drach, hält gerade dieses Vitamin für extrem wichtig. »Die Vitamin-D-Synthese hängt von Faktoren wie Hauttyp und Lebensalter ab, aber auch von äußeren Gegebenheiten wie dem Breitengrad, der Wetter- und Ozon-Lage, der Jahreszeit ... Im Winter wird in unseren Breiten sehr wenig Vitamin D produziert, wodurch wir auf einen gut gefüllten Speicher aus dem vorangegangenen Sommer angewiesen sind. Der Tiefstand des Vitamin-D-Spiegels wird meist gegen Ende des Winters gemessen. Prädestiniert für einen akuten Vitamin-D-Mangel im Winter sind z.B. ältere Personen, Menschen, die sich der Sonne nur wenig aussetzen oder einen erhöhten Sonnenschutz verwenden. Auch Medikamente, wie z.B. Kortison, können sich hier nachteilig auswirken. Wichtige Vitamin-D-Quellen in unserer Ernährung sind: Fette Fische wie Hering und Makrele, Leber, Margarine (angereichert mit Vitamin D), Eigelb sowie Pilze. Mit diesen Lebensmitteln nehmen wir natürlich Vitamin D auf, nur leider unzureichend.

Ohne Vitamin D würden wir nur etwa 15 bis 20 Prozent des Kalziums zwischen den Darm-Epithelzellen aufnehmen. Das kann eine Beeinträchtigung der Knochendichte sowie der Knochenstabilität zur Folge haben. Wir können unserem Körper noch so viel Kalzium liefern – wenn nicht ausreichend Vitamin D verfügbar ist, können wir den Mineralstoff nicht aufnehmen.

Auch unser Immunsystem wird durch das Vitamin D positiv beeinflusst. Es ist wichtig für die Funktion unserer Muskeln und fördert die normale Skelettentwicklung. Laut verschiedenen Studien hat es sogar einen positiven Einfluss auf die Reduktion der Sturzneigung und des Frakturrisikos. Für Sportlerinnen ist es besonders wichtig, auch in den Wintermonaten auf einen ausreichend hohen Vitamin-D-Spiegel zu achten, da dieser unsere Mobilität und Leistungsfähigkeit beeinflussen kann. Aktuell gibt es sogar Hinweise darauf, dass das Vitamin D durch den Einfluss auf Insulin bildende Zellen der Bauchspeicheldrüse bis zu einem gewissen Grad vor Diabetes schützen kann. Ein gesunder Vitamin-D-Spiegel kann uns unter Umständen auch vor Depressionen schützen und ist relevant für unsere kognitiven Funktionen. Aktuell geht man davon aus, dass es einen Mindestwert von 30 ng/ml zu erreichen gilt. Bei bewegungsarm lebenden Menschen kommt es darunter bereits zu Veränderungen im Kalziumstoffwechsel, welche das Entstehen von Osteoporose begünstigen. Personen, die sich in den Sommermonaten nur mit hohem Sonnenschutz im Freien aufhalten, ist eine Supplementation in der Regel anzuraten.«

Deinen Vitamin-D-Spiegel zu kennen, ist sehr wichtig, denn nur dann weißt du, ob du supplementieren sollst. Ich rate daher allen meinen Kundinnen dazu, den Vitamin-D-Wert bei Blutabnahmen immer mitbestimmen lassen. Das muss man beim Arzt in der Regel dazusagen, da es keine Routinebestimmung ist, die Kosten jedoch von der Krankenkasse übernommen werden. Das macht besonders dann Sinn, wenn du häufig unter Infekten, Müdigkeit oder körperlichen Leistungseinbußen leidest. Auch nach schweren Erkrankungen ist eine Bestimmung des Vitamin-D-Spiegels sinnvoll. Leider »geistern« noch immer viele Mythen über die Bedeutung von Vitamin D herum. Oftmals wird die Relevanz dieses Hormons unterschätzt, im anderen Fall wieder zu übertriebener Hysterie aufgerufen.

Die Einnahme von Vitamin D richtet sich nach dem Schweregrad des Mangels und hängt außerdem von Alter, Fettmasse, Pigmentierung und Jahreszeit ab und sollte unbedingt von einem Arzt abgeklärt werden. Auch die Dosierung sollte von Fachleuten bestimmt werden. Die Einnahme erfolgt in Form von Tropfen, Tabletten und Kapseln. Drei Monate nach Beginn der Supplementierung sollte ein Kontrollblutbild gemacht werden.

Sonne ohne Reue

In der lichtreichen Jahreszeit fällt die Bewegung im Freien wieder viel leichter. Ich spüre jeden Frühling, wie ich förmlich von einem Energieschub im wahrsten Sinn des Wortes überrannt werde. Als Frühlingskind leide ich unter den Wintermonaten in Österreich sehr. Dennoch: Nachdem meine Mama eine sehr empfindliche Haut hat und sich mehrmals ein Basaliom entfernen lassen musste, ist es für mich als bekennender Outdoor-Freak und Läuferin wichtig, auch über die Schattenseiten des Sonnenlichts Bescheid zu wissen.

Daher habe ich bei Dermatologin Katja Schindler nachgefragt: »Von März bis Oktober sind wir selbst in der Lage, Vitamin D zu bilden. Ich empfehle, dass man sich täglich 10 bis 20 Minuten mit unbedeckter Haut der Arme und Beine in der Sonne aufhalten sollte. Die Vitamin-D-Produktion in der Haut wird so gesichert. Ausgenommen davon ist das Gesicht – hier können bereits Tagescremes mit SPF (Lichtschutz) verwendet werden, um vor vorzeitiger Hautalterung und Hautkrebs zu schützen.

Gerade Sport am Wasser braucht andere Regeln, da

wir hier besonders intensiv der Sonne ausgesetzt sind. Beim Wassersport empfehlen sich Texturen wie Wet-Gels, die man auch auf die feuchte Haut geben kann. Viele Sportler ziehen Sprays den Cremes vor, da sie weniger Fett enthalten und schneller einziehen. Für Personen mit empfindlichen Augen (oder auch für Läufer) empfehlen sich Sonnencremes, die speziell für empfindliche Augen konzipiert wurden, da der Schweiß (in Kombination mit der Creme) dann nicht in den Augen brennt.

Bei allen längeren Läufen sollte man darauf achten, dass empfindliche Partien wie Nase und Schulter gut eingecremt werden – hier sind die Sticks sehr zu empfehlen.«

Eisenmangel macht langsam

Meine Lauffreundin Sabine trainierte viel und fleißig für ihre Wettkämpfe in der Langdistanz, also für Marathon. Eines Tages stellte sie aber fest, dass sie im Training ihre schnellen Einheiten (Intervalle) immer häufiger abbrechen musste. Es ging ihr trotz ihres wirklich sehr guten Trainingszustandes buchstäblich die Luft aus. *»Es ist mir unerklärlich, was mit meinem Körper los ist. Ich kann trainieren, was ich will, ich werde nicht schneller, sondern einfach immer erschöpfter.«*

Das Blutbild zeigte es deutlich: Sabine litt unter Blutarmut aufgrund eines Eisenmangels. Auch Eisen ist ein Parameter, der – nicht nur von Sportlern – ernst genommen werden muss. Johannes Drach sagt aus medizinischer Sicht dazu: »Die Kontrolle vom Blutbild, Eisen und Ferritin (als Maß für die Eisenspeicher im Körper) gehört zum Routineprogramm von Menschen, die regelmäßig Ausdauersport betreiben. Beim Gehen, Laufen oder langem Laufen kommt es in den Blutgefäßen des Fußes zu einem permanenten

Druck auf die Blutkörperchen. Dadurch ist deren Lebenszeit verkürzt. Für diese vermehrte Blutbildung benötigt der Körper vermehrt Eisen. Beim Heer nennt man dies ›Marschhämolyse‹. Frauen haben vor Eintreten der Menopause ebenfalls einen gesteigerten Eisenbedarf durch den monatlichen Blutverlust. Nach Rücksprache mit dem behandelnden Arzt ist abzuklären, ob eine Substitutionstherapie mit Eisen benötigt wird. Um das Eisen für den Körper besser verfügbar zu machen, sollten Eisentabletten auf nüchternen Magen genommen werden. Leider wird dies nicht immer gut vertragen. Alternativ stehen Präparate zur Infusionsbehandlung zur Verfügung.«

Viele, viele bunte Smarties – oder: Warum es Sinn macht, zweimal nachzudenken, was man zu sich nimmt

Jeden Tag springen mir – wahrscheinlich uns allen – Werbeanzeigen für diverse Nahrungsergänzungsmittel ins Auge. Gegen jedes mögliche Wehwehchen und Leiden können wir prophylaktisch bunte Pillen und Kapseln schlucken. Vor einigen Jahren wollte mich gar eine Mitarbeiterin einer dieser Firmen als »Botschafterin« für ihr Unternehmen anwerben. Sie fragte mich, welche Nahrungsergänzung ich meinen Kundinnen empfehle.

Meine damalige Antwort, dass im Regelfall Gemüse essen ausreichend sei, »entsetzte« sie zutiefst. Ihrer Meinung nach könnte man sich das alles ersparen, wenn man auf diverse Pillen und Kapseln setzt.

Ernährungswissenschaftlerin und Diätologin Daniela

Mulle sagt dazu: »Prinzipiell gilt es drei Gründe, bei denen Nahrungsergänzungsmittel indiziert sind und Sinn machen:

- *Schlechte Versorgung* (also einseitige Ernährung), chronische Erkrankung, schlechte Verdauung, bei der Mikronährstoffe aus der Nahrung nicht aufgenommen werden können, wie etwa bei Zöliakie.
- In *Zeiten von hohem Bedarf*: Kinder im Wachstum, Schwangerschaft und Stillzeit, chronische Entzündungen ...
- Wenn definitiv ein *Mangel* besteht, also eine Nährstofflücke entstanden ist.

Besonders wichtig ist es allerdings, dass man diese Ergänzungsmittel nicht auf Eigendiagnose einnimmt. Man sollte niemals blindlings supplementieren, da eine Überdosierung bei manchen Mikronährstoffen gravierende Folgen haben kann. Eine Überdosierung durch unsere Ernährung ist in unseren Breiten kaum möglich. Bei manchen Mikronährstoffen (wie zum Beispiel Selen) kann eine geringe Menge schon wie ein Medikament wirken und Nebenwirkungen aufweisen. Präparate ergänzen nur eine abwechslungsreiche Ernährung und sollten diese nicht ersetzen. Wenn keine der oben genannten Gründe für eine Substitution vorliegen, ist es immer ratsam, die Mikronährstoffe und Vitamine über die natürliche Ernährung aufzunehmen. Zunächst lässt man ein Blutbild machen (Statusbestimmung) und dieses beim Experten befunden. Präparate sollten nur so eingenommen werden, dass sie wirklich maßgeschneidert passen, so erspart man sich auch unerwünschte Wirkungen. Um aussagekräftige Aussagen zu den Werten treffen zu können, braucht es viel Hintergrundwissen.

Bei den Vitaminen B12 und D lässt sich der Status sehr gut über das Blutbild bestimmen. Beim Eisen sollte man sich die Transferrinsättigung bestimmen lassen, um festzustellen, wie viel Eisen noch im Speicher ist. Bei dem Mikronährstoff Selen gibt eine Bestimmung im Blutplasma Auskunft über die Momentaufnahme der Selen-Versorgung, eine Vollblutanalyse zeigt die Langzeitversorgung von Selen an.

Bei den anderen Nährstoffen gilt es, eine detaillierte Ernährungsanamnese sowie ein Ess- und Trinktagebuch zu führen. Die Ernährungsexperten können dann anhand dessen erkennen, ob gegebenenfalls ein Mangelrisiko besteht.«

Sei achtsam mit deinem Körper – meine Wohlfühltipps

Unser Organismus ist ein Wunderwerk und kann im Normalfall alle wichtigen Vitalstoffe aufnehmen oder sogar selbst produzieren. Doch manchmal braucht es ein paar Helferchen, diese sollten aber nur von einer Expertin oder einem Experten verabreicht werden.

- *Behalte deinen D-Spiegel im Auge:* Lass in den Wintermonaten deinen Vitamin-D-Wert vom Arzt überprüfen.
- *Die Dosis macht das Gift:* Nahrungsergänzungsmittel sollten nie eine ausgewogene Ernährung ersetzen und nur nach Absprache mit dem Arzt oder Ernährungsexperten eingenommen werden.
- *Höre auf die Signale:* Bei anhaltender Müdigkeit empfiehlt es sich, auch deinen Eisenwert und das Ferritin zu messen.
- *Sonnenanbeterin, aber richtig:* Creme dich in den Sommermonaten auch beim Sport ausreichend ein.

Be active – so kann ich dir helfen

Höre dir auf meiner Seite die Podcasts zum Thema an:

- Vitamin D und seine Bedeutung für unsere Gesundheit – von Univ. Prof. Dr. Johannes Drach
- Sport und Sonnenschutz – Interview mit Dr. Katja Schindler

Schwache Frauen waren gestern – wie Krafttraining sexy machen kann

»Ich kann an keiner Parkbank vorbeigehen, ohne an dich zu denken«, so stöhnte erst kürzlich Sabine in gespielter Empörung. Auch Daniela schrieb mir mal eine WhatsApp mit: *»Jede Parkbank schreit schon nach mir!«* Zugegeben, solche und ähnliche Aussagen freuen mich tatsächlich diebisch. Auch Verena, Martina und viele andere meiner Kundinnen posten auf den sozialen Medien Urlaubsbilder von sich turnend auf Parkbänken. Und ich selbst kann mich nicht mehr daran erinnern, wann ich das letzte Mal auf einer Garten- oder Parkbank nur gesessen bin. Was wir alle auf diesen viel gerühmten Bänken trainieren? Wir trainieren unsere Muskulatur und absolvieren in der frischen Natur ein sensationelles Ganzkörperworkout.

Fit is the new skinny

War es früher »in«, besonders dünn zu sein, so hat sich nun der Trend – Gott sei Dank – in eine wesentlich gesündere Richtung gewandt. Ein fitter und trainierter Körper ist nun voll »in« und hat den ungesunden »Skinny-Wahn« zu großen Teilen abgelöst. Und ja, seither boomt das Krafttraining für Frauen. Du musst allerdings keine schweren Eisen stemmen (falls dir das keinen Spaß macht), um die Muskulatur deines Körpers zu trainieren. Ob du lieber einen rundum definierten Körper haben möchtest oder an Muskelumfang zulegen möchtest, obliegt deinem persönlichen Geschmack.

Gezieltes Muskeltraining ist wichtig, denn wenn der Körper regelmäßig gefordert wird, setzen die Muskeln zahlreiche heilsame Botenstoffe frei. Auch wenn wir mit fortschreitendem Alter unsere Muskeln weitaus mehr fordern müssen als in unserer Jugend: Die Muskelfasern verlieren niemals ihre Fähigkeit, an Masse zuzulegen.

Die gute Nachricht dabei ist: Regelmäßiges Krafttraining kurbelt vor allem deinen Fettabbau an. Aber selbst wenn du nicht abnehmen möchtest, beugt ein gut trainierter Körper meist Rückenschmerzen vor und verhilft dir zusätzlich zu einer schönen Körperhaltung.

Gerade als Outdoor-Ausdauersportlerin hatte ich viele Jahre mit Krafttraining meine Probleme. Nichts mag ich weniger, als in stickigen und muffig riechenden Fitnessräumen zu trainieren. Meine Bauch-Beine-Po-Übungen habe ich zwar in den 90er-Jahren noch fröhlich im Gruppenfitness-Programm absolviert, aber irgendwann war damit Schluss. Stattdessen habe ich mir eine Vielzahl an Trainingsgeräten (Hanteln, Gewichtsstangen, Kettle Bell etc.) für zu Hause zugelegt, um meinen Körper zu trainieren. Eine große Sammlung an diversen Fitness-DVDs komplettiert meine »Fitness-at-Home-Ausstattung«. So richtig drangeblieben bin ich eigentlich nie, so viel sei schon einmal verraten.

Mittlerweile gibt es sehr gute Studios, die kurze und knackige Zirkeltrainings unter kompetenter Aufsicht durchführen.

Besonders positiv ist mir dabei das »Milon Zirkeltraining« aufgefallen. Diese Kraft-Ausdauer-Trainingsmethode wurde gemeinsam mit der deutschen Sporthochschule Köln entwickelt. Im Rahmen meiner Zusatzausbildung zur onkologischen Trainingstherapie konnte ich mich selbst von der Praktikabilität der Geräte überzeugen.

Natürlich kannst du auch mit schweren Eisen im Fitnessstudio trainieren. Du weißt ja, schwache Frauen waren gestern! Hol dir bitte aber auch hier fachliche Unterstützung, denn falscher Ehrgeiz kann unangenehme Folgen (Bandscheibenvorfälle, Überlastungen ...) haben.

Mach den Park zu deinem Fitnessstudio!

Vor einigen Jahren habe ich damit begonnen, fast ausschließlich im Freien mein Ganzkörperworkout zu absolvieren und auch für meine Kundinnen und Kunden ein Programm zusammenzustellen, welches einfach und effektiv ist. Finde einfach heraus, was dich in deinem Alltag am besten unterstützt, Krafttraining zu Hause oder im Fitnessstudio. Es geht in fast jedem Park ebenso ausgesprochen gut: Die Bänke bieten sich hier als kostenlose und sehr stabile Fitnessgeräte an. Meine beiden »klassischen Bank-Übungen« sind Liegestützen und Trizeps-Dips.

So klappt der Liegestütz

Ein wahrer Allrounder der Fitnessübungen ist der Liegestütz oder auch Push-up genannt. Gerade für die Herren der Schöpfung gilt diese Übung als wahre Königsdisziplin, um ihre Muskelkraft unter Beweis zu stellen. Selbstverständlich stehen wir Frauen den Herren in nichts nach und daher sind Liegestützen in all ihren Variationen heute aus keinem Fitnessprogramm mehr wegzudenken.

Nicht ohne Grund, denn bei kaum einer anderen Ganzkörperübung werden so viele unterschiedliche Muskelgruppen beansprucht.

Für alle jene, die regelmäßig Yoga praktizieren, ist der Push-up ebenfalls kein Unbekannter. Hier versteckt er sich in der Abfolge der Sonnengrüße und zaubert eifrigen Yoginis bei wiederholter Ausführung muskulöse Arme und kraftvolle Schultern. Liegestützen sind eine sehr effektive Übung, wenn – und hier kommt meine kleine Einschränkung, so sorry – sie korrekt ausgeführt werden.

Es gibt unterschiedliche Variationen und Möglichkeiten, damit du dich langsam an eine korrekte Ausführung der Liegestützen annähern kannst. Hier kommt nun die Parkbank ins Spiel: Auf ihrer Lehne oder Sitzfläche lassen sich Liegestützen einfach durchführen. Wichtig: Der Kopf bildet die Verlängerung der Wirbelsäule. Zudem sollten die Arme nie ganz durchgestreckt sein, um die Ellenbogen nicht zu sehr zu belasten. Du selbst bestimmst dabei den Schwierigkeitsgrad. Je weiter weg deine Füße von der Bank sind, umso herausfordernder wird die Übung.

Achte auf eine gute Körperspannung und eine ruhige Atmung und du wirst sehen, wie schnell du Fortschritte machst.

Wann immer du bei einer Parkbank vorbeikommst, zehn Liegestütze sind schnell gemacht und lassen sich wirklich problemlos zwischendurch absolvieren. Übrigens: Statt der Parkbank darf gerne auch ein Sessel (bitte an die Wand stellen), dein Bett, die Wand oder ein dicker Baumstamm herhalten.

Byebye, Winke-Arme – so einfach kannst du dem Wackelpudding zu Leibe rücken

Du kennst sie sicher auch? Die flatternde Partie der Armrückseite, die beim Winken noch einige Zeit weiter »winkt«? Um diese wieder besser in Form zu bringen, brauchst du weder Hanteln noch andere Hilfsmitteln.

Unseren Trizeps, den dreiköpfigen Muskel also, der für die Streckung des Oberarmes verantwortlich ist, kannst du sehr gut im Alltag trainieren. Als Basisvariante dient hier ebenfalls dein Körpergewicht. Glaube mir, dein Körper reicht tatsächlich aus, um nachhaltig fit zu sein. Alternativ bietet sich ebenfalls wieder ein Stuhl an.

Positioniere beide Hände hinter dir an der Kante eines Stuhls oder einer Bank, optimalerweise in Kniehöhe. Verlagere das Gewicht der Beine voll auf die Fersen und hebe die Zehen leicht an, sodass nur die Fersen den Boden berühren.

Bevor du startest, überprüfe noch einmal die Position deines Körpers: Liegt er quasi senkrecht an der Kante an? Beuge nun langsam die Arme mit zusammengedrückten Ellenbogen. Beim Hochdrücken kommt die gesamte Kraft aus den Armen. Für die Einsteigervariante der Übung kannst du gerne deine Beine aufstellen. Wichtig ist, dass du deinen Körper so weit absenkst, bis deine Ellenbogen einen 90-Grad-Winkel erreicht haben. Lächle dabei und freue dich, wie du mit jeder Wiederholung dem »Winkearm« mehr zum Leibe rückst und deine Schultermuskulatur für dein ärmelloses Sommerkleid immer schöner definierst.

Die beiden vorgestellten Übungen für die Arme an der Parkbank sind Basisübungen, die alle meine Kunden im Freien oder zu Hause auf Stühlen oder Bettkanten durchführen. Sie lassen sich einfach in den Alltag integrieren und du merkst bereits nach kurzer Zeit die ersten Erfolge. *»Seitdem ich regelmäßig Dips mache, sind meine Arme viel fester geworden«*, schwärmt mir Elisabeth regelmäßig vor.

Weitere »Klassiker«, um deinen Körper zu formen

Klassische Kniebeugen sind eine weitere beliebte und effektive Übung, um deinen Körper – vor allem Beine und Po – effektiv zu trainieren. Zusätzlich wird die Rücken- und Bauchmuskulatur gestärkt.

Für die Ausführung stehen die Füße etwas breiter als schulterbreit. Die Zehen zeigen gerade nach vorne. Das Gewicht sollte auf dem gesamten Fuß verteilt sein, also nicht nach vorne auf die Ballen kippen. Aufpassen: Der Rücken muss aufrecht und gerade sein, bitte nicht in den Rundrücken fallen! In die Knie gehen und den Po so weit wie möglich Richtung Boden bringen, mindestens so weit, dass die Oberschenkel waagerecht sind. Die Unterschenkel sollten dabei senkrecht bleiben, die Knie daher nicht vorne über die Füße ragen. Nicht zu sehr mit dem Oberkörper nach vorn beugen. Das passiert automatisch, sollte aber nicht übertrieben werden. Anschließend langsam und kontrolliert wieder aufrichten.

Wenn es ein bisschen härter sein darf: der Burpee

Der Burpee vereint klassische Kniebeugen, Liegestütz und Strecksprung miteinander und ich verspreche dir, er bringt dich richtig zum Schwitzen und deine Muskeln zum Glühen. Um die Übung auszuführen, stelle dich zunächst aufrecht hin. Dein Rücken sollte gerade sein.

Die Arme werden lang nach oben gestreckt. Die Füße stehen hüftbreit auseinander. Dann beugst du die Knie, gehst in die Hocke und stützt die Hände auf dem Boden auf.

Von hier aus springst du in den Liegestütz – oder du hältst einfach die Planke in der Liegestütz-Position –, indem du die Beine mit einer schnellen Bewegung nach hinten ausstreckst. Den Liegestütz einmal ausführen oder eben die Planke halten.

Der Rücken sollte auch bei dieser Übung gerade sein. Die Hüfte nicht nach unten sinken lassen und mit den Ellenbogen nah am Körper bleiben. Achte auf eine gute Körperspannung, indem du deinen Bauchnabel leicht nach innen in Richtung Wirbelsäule ziehst. Anschließend zurück in die Hocke und direkt mit nach oben gestreckten Armen in den aufrechten Stand springen.

Stehen die Füße wieder auf dem Boden, ist der erste Burpee geschafft. Das Ganze beliebig oft und möglichst schnell wiederholen. Versuche, mit fünf Burpees zu starten. Denk daran: Nicht die Anzahl ist entscheidend, sondern die korrekte Ausführung. Du wirst sehen, du kommst dabei ganz schön aus der Puste. Steigere nach und nach die Anzahl der Wiederholungen. Baue gerne eine Burpee-Sequenz in dein Tabata-Programm ein. (Siehe nächster Abschnitt.)

Hochintensives Training für deine Muskulatur

Ich gehe jetzt einfach davon aus, dass du nicht unbedingt viel Zeit hast. Und daher möchte ich dir noch das HIT-Training ans Herz legen. Hinter dieser Abkürzung versteckt sich der Begriff »Hoch Intensives Training« oder »High Intensity Training-2«. Ich kann dir versprechen, dieses Training ist zwar anstrengend, aber enorm kurzweilig. Hier wird deine Muskulatur intensiven Reizen ausgesetzt, gefolgt von einer nur kurzen Erholungspause.

4 Minuten richtig auspowern – das TABATA-Training

An Tagen, an denen ich wenig Zeit habe, kommt bei mir ein »Tabata«-Trainingsprogramm auf den Tisch. Diese Trainingsmethode wird dem HIT zugerechnet. Beim Tabata-Training gibst du in vier Minuten wirklich alles, wenn du noch Zeit und Lust hast, eine weitere Runde durchzuführen, kannst du das natürlich jederzeit machen, ansonsten sind diese vier Minuten ausreichend und sinnvoll investierte Zeit.

Eine Einheit Tabata besteht aus acht Runden: 20 Sekunden volle Belastung wechseln sich mit 10 Sekunden Pause ab. In der Phase der Belastung powerst du dich richtig aus. Unterstützen kannst du das noch mit treibender Musik, es gibt mittlerweile Tabata-Musik und auch einen Tabata-Timer als App. So musst du nicht viel nachdenken, sondern einfach nur tun.

Bitte wärme dich ungefähr fünf Minuten vor dem Training auf. Marschiere auf der Stelle, mach ein paar Hampelmänner, kreise deine Schultern und Arme. Deine Gelenksflüssigkeit muss erst etwas in Schwung kommen und dann kann es auch schon losgehen.

Suche dir zwei Übungen aus, welche du bereits korrekt ausführen kannst und welche mehrere Muskelgruppen betreffen. Beispiel dafür wären Kniebeugen oder Squats (diese Übungen kannst du auch in der Sprungvariante ausführen), Bergsteiger, Ausfallschritte (mit oder ohne Hantel), Strecksprünge, Burpees und Ähnliches. Wichtig ist: Bitte übe zunächst jede Übung langsam in der korrekten Ausführung; bevor du mit dem Tabata-Training startest, sollte jede Übung technisch bereits voll und ganz »sitzen«.

Ein Beispiel:

- *Squats (Kniebeugen)* – achte bitte darauf, den Rücken gerade zu halten, den Po anzuspannen und deine Fußspitze immer leicht nach außen zu richten. Stell dir vor, dass du dich auf einen Sessel setzen möchtest; so kannst du sicherstellen, dass deine Knie nicht über die Fußspitzen schauen. Am besten übst du einmal vor dem Spiegel die korrekte Ausführung. Squats stärken die Muskulatur am Po und kräftigen die Beine.
- *Bergsteiger* ist eine wunderbare Ganzkörperkräftigungsübung. Du bist in der Liegestützposition, spannst

Po und Bauch fest an und ziehst abwechselnd die Beine schnell zur Brust.

- Jede Übung wird für 20 Sekunden mit voller Power trainiert. Die Musik oder der Timer gibt dir die Pause von 10 Sekunden vor.

Meine Kundinnen (und auch ihre Kinder) lieben diese Form des Trainings. Vier Minuten Training und einige Minuten Aufwärmen lassen sich problemlos auch in einen durchgetakteten Tag unterbringen.

Schlingentraining – Allrounder mit dem höchsten Spaßfaktor

Das Training mit dem Schlingentrainer ist sehr vielseitig und besonders dafür geeignet, deine Core Power, also die Rumpfstabilität, zu stärken. Deine Arme oder Beine sind während der ausgeführten Ganzkörperübungen in wackeligen Schlaufen, das macht die Übungsausfolgen anspruchsvoll. Aber keine Angst, mit guter Anleitung ist dies auch für Anfänger gut zu schaffen. Ich kann dir aus jahrelanger Erfahrung mit einer Vielzahl von Kundinnen versichern: Ein Ganzkörpertraining mit dem Schlingentrainer hat geradezu Suchtpotenzial – oder, um meine Kundin Marissa zu zitieren: »Hätte ich meinen Schlingentrainer nicht, würde ich niemals ein Krafttraining machen.«

Marissa leitet ein Unternehmen und hat sehr wenig Zeit. Für sie ist diese Trainingsform ideal, um sich und ihrem Körper etwas Gutes zu tun. Sie gönnt sich mehrmals in der Woche 15 Minuten an ihrem Seil, um fit in den Tag zu starten.

Du trainierst dabei vor allem die tiefliegenden Muskelschichten der Bauch- und Rückenmuskulatur, die für die Haltearbeit deiner Wirbelsäule verantwortlich sind. Du kannst mit diesem Trainingsgerät Kraft, Koordination, Beweglichkeit und Rumpfstabilität trainieren. Auch körperliche Dysbalancen können bei gezieltem Training ausgeglichen werden. Das Training beansprucht nämlich vor allem die Tiefenmuskulatur am Rumpf, da du gegen die Instabilität der Seile arbeitest. Großartig an dieser Trainingsmethode mit dem eigenen Körpergewicht ist, dass du den Schwierigkeitsgrad der Übung selbst steuern kannst. Lass dir am besten von einem guten Trainer passende Übungen für dich zeigen, so profitierst du am meisten davon.

Viele Spitzenathleten bauen seit Jahren den Schlingentrainer in ihr Trainingsprogramm ein, da der Körper bei jeder Übung stabilisiert wird und so noch intensiver an der korrekten Ausführung gearbeitet werden muss. Seit vielen Jahren trainiere ich nicht nur selbst mit dem Schlingentrainer, auch bei meinen Kunden wende ich diese Trainingsmethode sowohl im Freien als auch Indoor an. Du kannst deinen Schlingentrainer zu Hause an der Tür montieren oder im Freien um einen Baum, Laterne, am Spielplatz oder Teppichstange schlingen – ganz wie du magst. Ich habe sehr gute Erfahrung mit dem Schlingentrainer TRX gemacht. Diese Gurtsysteme sind besonders stabil und lassen sich gut montieren.

Der Schlingentrainer wiegt wenig (zwischen 400 und 700 Gramm, je nach Ausführung) und kann daher problemlos mit auf Reisen gehen. Mein »Trainingspartner« reist daher meist mit mir um die ganze Welt und müsste selbst schon eine Vielfliegerkarte erhalten.

Achte während des Trainings immer darauf, dass du deinen Nacken gerade und lang hältst. Die Schultern ziehen nach hinten unten, eben so, als würdest du sie in deine Gesäßtasche stecken wollen. Der Abstand zwischen Ohren und Schultern sollte möglichst groß sein.

Und natürlich gilt wie fast immer: aufrechter, gerader Stand, dein Bauchnabel zieht leicht in Richtung Wirbelsäule, dein Steißbein zieht tendenziell nach unten. Ich verspreche, dieses Training macht wirklich Sinn und viel Spaß, das schrieb mir seinerzeit auch Claudia via SMS: *»Es gibt kein feineres Trainingsgerät als dein TRX. Jede Einheit macht so viel Spaß und beschert mir einen ordentlichen Muskelkater.«*

So schaffst du es dranzubleiben – meine Wohlfühltipps

Krafttraining hilft dir nicht nur, deinen Körper zu definieren, sondern ist auch die perfekte Ergänzung zum Laufen. Mit diesen Tipps kannst du fast nebenbei etwas für deine Muskulatur tun.

- *Regelmäßigkeit:* Nimm dir pro Woche je zweimal 20 bis 25 Minuten Zeit für dein Krafttraining.
- *Sorge für Abwechslung beim Laufen:* Du kannst Übungen wie Liegestützen, Trizeps-Dips oder Kniebeugen in dein Ausdauertraining integrieren.
- *Korrekt:* Achte stets auf die korrekte Ausführung der Übung. Mach die Übungen erst langsam, bis die korrekte Abfolge und die einzelnen Positionen »sitzen« – erst dann kannst du sie schneller durchführen.
- *Wirf die Waage in den Müll:* Muskeln sind schwerer als Fett.
- *Keine Angst vor Muskelbergen:* Krafttraining – vor allem mit dem eigenen Körpergewicht – macht dich nicht zu »Arnie Schwarzenegger«, sondern definiert deinen Körper.
- *Bewegung macht Spaß:* Such dir ein Muskeltrainingsprogramm, das dir Spaß macht. Nur so bleibst du dran.

Be active - so kann ich dir helfen

Höre dir auf meiner Seite die Podcasts zum Thema an:

- Tabata-Training
- Fit durch den Herbst
- Der Park als Fitnessstudio

Nimm deine Füße in die Hand – auch sie haben Streicheleinheiten verdient

Wann immer ich auf den sozialen Medien Fotos von meinen Füßen poste – und das muss in meinem Beruf ab und an vorkommen –, versuche ich, nur den rechten Fuß ins Licht zu rücken. Schön finde ich zwar beide nicht mehr so wirklich, meine Füße haben ja doch ein paar Jahre auf der Sohle, aber wenn schon, dann würde ich meinen rechten Fuß als den »Schokoladenfuß« bezeichnen.

Dieser knickt zwar ebenfalls stark nach innen, aber mittlerweile weiß ich, wie ich dies auf Fotos kaschieren kann. Am linken Fuß ist aber mein Hallux valgus sehr deutlich zu erkennen. Ich weiß, ich bin damit in bester Gesellschaft, denn bei Frauen ist der unschöne Schiefstand der Großzehe die häufigste Zehendeformität. Das ist eine Tatsache, die meinen Fuß aber auch nicht hübscher macht. Viele Jahre hohe Schuhe in meinem damaligen Job (bei meiner Größe sehen Hosenanzüge nun einmal mit hohen Schuhen besser aus) und erbliche Veranlagung haben ihre Spuren hinterlassen. Aber neben meinem Hallux valgus habe ich noch bei weiteren Fußfehlstellungen laut und deutlich »Hier!« geschrien.

Erst im Laufe meiner intensiven Ausbildungen zum Thema Wirbelsäule und Füße wurde mir bewusst, dass all meine Fehlstellungen in Zusammenhang miteinander stehen. Füße mit Fehlstellungen sehen nicht nur unhübsch aus, sie können dir darüber hinaus heftige Schmerzen bereiten – das musste ich als Läuferin am eigenen Leib erfahren. Und so begann ich aus purem Eigeninteresse meinen Füßen mehr Aufmerksamkeit zu schenken und mir immer mehr Wissen zu dem Thema anzueignen. Eines habe ich schnell bemerkt: Ich bin mit meinen Fußproblemen nicht allein auf der Welt, was schon mal etwas beruhigend war. Je öfter ich das Thema Fußschmerzen in meinem Bekanntenkreis angesprochen habe, umso häufiger erntete ich ein verständnisvolles Nicken von meinem Gegenüber.

Die richtige Stellung deines Fußes

Fußgesundheit ist für mich zur Passion geworden. Durch regelmäßige Fußgymnastik (und diese dauert wirklich nur wenige Minuten pro Tag) habe ich in den letzten Jahren einiges bewegen können – nicht nur bei mir, sondern auch bei vielen meiner Kundinnen. Im November 2018 habe ich es dank regelmäßiger Fußgymnastik geschafft, vollkommen ohne Schmerzen am Fuß einen Marathon (42,195 Kilometer) in New York zu finishen. Zwei Jahre zuvor wäre das für mich niemals möglich gewesen. Es geht, ich habe es gezeigt, und wie das geht, möchte ich dir auf den folgenden Seiten verraten.

Wichtig ist es mir, an dieser Stelle zuerst Folgendes »los«zuwerden. Fußgymnastik ist tatsächlich für jeden Menschen wichtig – unabhängig davon, ob oder welchen Sport du betreibst. Gesunde und schmerzfreie Füße sind wie die Wurzel eines Baumes.

Unser Körper besteht aus ungefähr 200 Knochen, wovon sich 25 Prozent unterhalb der Sprunggelenke befinden. Unser Fuß wird funktionell betrachtet in die Bereiche Rückfuß, Mittelfuß und Vorfuß unterteilt. Der Rückfuß besteht aus der Ferse und dem Sprungbein und ist für die Stabilität verantwortlich.

Das Längsgewölbe des Fußes liegt an der Fußinnenseite und wird durch die Ferse und das Großzehengrundgelenk begrenzt. Um das Gewölbe gut aufzuspannen, ist es daher notwendig, nicht nur die Außenkante der Ferse, sondern auch das Großzehengrundgelenk zu belasten. Denn: Durch eine verstärke Belastung der Innenseite widerfährt dem Großzehengrundgelenk wesentlich mehr Druck und dein großer Zeh wird in Richtung kleine Zehe geschoben. Somit kannst du deine Muskulatur, welche das Fußquergewölbe aktiviert, nicht mehr ansteuern.

Das Quergewölbe wird von den fünf Zehengrundgelenken gebildet. Der Vorfuß ist das Kraftzentrum des Fußes und setzt sich aus den Zehen und den fünf Mittelfußknochen zusammen. Beim Fuß ist es wie beim Rest des Körpers: Beweglichkeit und gute Muskulatur sind wichtig, um Stabilität und Dynamik zu gewährleisten.

Die Ferse sollte aufrecht und stabil sein, dabei ist es wichtig, dass wir darauf achten, die Außenkante der Ferse zu belasten. Wenn deine Ferse nach innen knickt, dann werden die Bänder, Sehnen und Muskeln an der Innenseite des Fußes permanent überdehnt, das kann in weiterer Folge dazu führen, dass du öfters umknickst, aber auch, dass es zu einem Senk- oder Plattfuß kommt.

Nicht schön, aber schmerzfrei

»Ich habe gerade mit dem Laufen angefangen. Es hat mir so großen Spaß gemacht. Endlich ein Sport, den ich überall ausführen kann. Meine Kilos sind auch gepurzelt. Und jetzt

ist alles aus: Ich habe schreckliche Schmerzen am Fuß!«, so klagt meine Kundin Lena.

Regelmäßige Fußgymnastik beugt Schmerzen und Fehlhaltungen vor. Um Fehlstellungen wie dem Hallux valgus vorzubeugen, ist es hilfreich zu lernen, wie der Großzehenstrahl stabilisiert werden kann. Was hat Fitness und Wohlbefinden mit deinen Füßen zu tun?

Ich würde sagen: jede Menge. Denn was hilft dir die größte Leidenschaft für das Laufen, Tanzen oder Wandern, wenn dir die Füße wehtun? Das sagt der Orthopäde und Fußexperte Hans-Jörg Trnka: »Schon in der Renaissance gab es Bilder von Jesus mit einem Hallux valgus. Die genetische Veranlagung spielt hier durchaus eine große Rolle. Schuhe, die vorne spitz sind und in die ich nicht mehr richtig hineinkomme (sie drücken dann auf den Ballen), begünstigen das Entstehen eines Hallux valgus. Viele Personen leiden aufgrund von zu engem Schuhwerk auch unter Hammerzehen. Ich verteufle keine Stöckelschuhe, aber sie sollten nicht von früh bis spät getragen werden. Der Fuß braucht Platz im Schuh. Bei einem beginnenden Hallux, wenn das Gelenk noch beweglich ist, kann man einen Hallux valgus durch Fußgymnastik hinauszögern. Wichtig ist es vor allem, das Gewölbe stabil zu halten und die Position des Fußes zu verbessern. Über einen wegknickenden Fuß kann ein Hallux entstehen. Um Fußbeschwerden zu minimieren, gilt es auch im Alltag bewusst zu leben. Die Wadenmuskulatur sollte regelmäßig gedehnt werden, um nicht zu verkürzen.«

Der Selbsttest: Bring deine Ferse ins Lot

Du kannst selbst testen, wie es um deine Füße steht. Stell dich mit nackten Füßen vor einen Spiegel oder bitte jemand anderen, von hinten auf deine Füße zu schauen. Normalerweise sollte die Achillessehne geradlinig verlaufen.

Stelle dich auf ein Bein oder hüpfe auf einem Bein. Knickt das Fersenbein deines Standbeines nach innen weg oder bleibt es gerade und stabil? Gerade unter Belastung zeigen sich die Tendenzen für einen Knickfuß am deutlichsten.

Richte nun deine Ferse ins Lot, belaste die Außenkante der Ferse und richte dann deine Aufmerksamkeit auf das Großzehenballengrundgelenk. Du wirst sofort spüren, wie sich der Fuß und in weiterer Folge das Bein aufrichtet. Bitte nun jemanden, ein Foto zu machen, wie dein Fuß und auch deine Beinachse bei korrigierter Aufrichtung aussehen.

Manche Fußschmerzen entstehen allerdings schon im Becken. Im Stehen sollte sich die Muskulatur unserer Füße, des Gesäßes, der Oberschenkel und des Rumpfes relativ mittig über den Fersen halten. Das Fersenbein ist wesentlich besser dafür geeignet, im Stehen die Last des Körpergewichts zu tragen als der Vorfuß mit seinen kleinen Knochen. Liegt der Schwerpunkt auf dem Vorfuß, können sich die Zehen einkrallen oder verkrampfen.

Ich würde so gerne laufen, aber …

Martina ist Mama von drei Buben im Alter zwischen vier und elf Jahren. Als selbstständige Unternehmerin hat sie jede Menge um die Ohren, sie liebt ihren Beruf und hat auch große Freude daran, ihre Zeit mit ihren drei Burschen auf dem Fußballplatz zu verbringen. Laufen macht Martina Spaß. Sie lebt in einem grünen Außenbezirk von Wien und läuft dreimal die Woche vierzig Minuten im gemütlichen Tempo durch den Wald. Alles gut so weit, wären da nicht die Schmerzen am Fuß, die sie jedes Mal nach dem Laufen, aber auch im Alltag plagen. Martinas Schmerzen treten am Vorfuß auf, sie leidet unter einem Spreizfuß.

Beim Spreizfuß ist das Vorfußquergewölbe nach unten gedrückt und somit bilden die Köpfe des Mittelfußknochens keinen harmonischen C-Bogen mehr wie beim gesunden Fuß.

Martina ging zum Podologen und ließ sich Einlagen anfertigen, die sie sowohl im Alltag als auch beim Sport verwendet. Zusätzlich bekam sie von mir noch als Hausübung Fußübungen verordnet. Nachdem sie diese nun regelmäßig ausübt (und auch ihre Kinder in die Übungen mit einbindet), ist die Freude am Laufen wesentlich größer geworden.

Dein Fuß-Fitness-Programm für untertags

Unseren Zehen fehlt es im Alltag meistens an Beweglichkeit. Wenn wir nur überlegen, wie viele Stunden die Füße in zum Teil unbequeme Schuhe gezwängt werden, wird es klar, dass es den Zehen an Geschmeidigkeit fehlen muss. Selbst wenn die Schuhe fußfreundlich sind – allein durch das viele Sitzen verrosten wir schlichtweg.

Wir Menschen sind eben dafür gemacht, weite Strecken auf natürlichem Untergrund zurückzulegen, und nicht dafür, die Füße stundenlang unter einem Schreibtisch abzulegen. Zudem sind wir im Alltag fast ausnahmslos auf ebenem Untergrund und Asphalt unterwegs. Mit einfachen Übungen kannst du nicht nur mehr Bewegung in deine Füße bringen, sondern dir außerdem einen kleinen Energiekick für Zwischendurch abholen.

Für mehr Beweglichkeit im Vorderfuß

Setz dich bequem auf einen Stuhl und nimm sowohl das Großzehen- als auch das Kleinzehengrundgelenk in je eine Hand. Die Zehen sind dabei locker und krallen nicht. Drehe nun das Großzehengrundgelenk und das Kleinzehengrundgelenk mit einer Einrollbewegung gegeneinander. Stell dir vor, dass du dabei mit dem Quergewölbe deines Fußes eine römische Brücke baust. Es entsteht ein schöner harmonischer C-Bogen.

Wiederhole diese Bewegung rhythmisch und achte darauf, dass alle fünf Fußknöchelchen gut zu sehen sind. Mit dieser Übung belebst du deinen Vorfuß, wirkst Spreizfüßen und Krallenzehen entgegen und gönnst deinen Füßen eine wunderbare Massage.

Rolle deine Füße aus

Du kannst deine Füße einfach und unkompliziert mithilfe eines kleinen Balles mobilisieren. Dafür eignen sich Igel-, Faszien- oder einfach Tennisbälle. Du kannst die Übung im Sitzen (hier kommt weniger Druck auf den Fuß) oder im Stehen (intensivere Mobilisierung) durchführen. Rolle deine Fußsohle langsam aus. Spüre nach, welche Stellen und Bereiche vielleicht eine intensivere Zuwendung benötigen.

Ich empfehle meinen Kundinnen immer, sich einen kleinen Ball für die Füße in die Schreibtischschublade zu legen, um auch untertags diese wohltuende Mobilisation durchführen zu können. Gerade bei schmerzhaften Verdickungen der Plantarfaszie (Fersensporn) habe ich diese Übung lieben gelernt.

Dehne deinen Fußheber

Sehr oft sind schmerzhafte Hammer- und Krallenzehen eine Begleiterscheinung von Spreizfüßen sowie des Hallux valgus.

Wenn du gerade am Schreibtisch sitzt, dann ziehe schnell deine Schuhe aus. Setz dich gemütlich hin und klappe deine Füße so um, dass deine Fußsohle nach oben und dein Fußrücken Richtung Boden zeigt. Ich weiß, bei dieser Übung kann man einen Krampf bekommen. Lass dich davon bitte nicht abhalten, denn der Fußheber wird dabei optimal gedehnt. Wenn du die Dehnung etwas intensiver spüren möchtest, führe sie im Stehen aus.

Gegen steife Zehen

Nicht nur das Fußgewebe, auch jede einzelne Zehe versteift im Laufe des Tages – manchmal sogar im Laufe des Lebens, da wir ihnen keine sehr große Aufmerksamkeit schenken. Ziehe deine Socken oder Strumpfhose aus, stell dich aufrecht hin und versuche nun, nur deine Zehen anzuheben. Der Rest deines Fußes bleibt auf dem Boden. Die Außenkante deiner Ferse bleibt belastet. Nun hebst du nur deine große Zehe etwas vom Boden ab, alle anderen Zehen bleiben locker am Boden liegen. Falls diese Übung nicht gleich klappt, versuche deine Hüfte ein bisschen weiter nach hinten zu schieben, so ist der Schwerpunkt über der Ferse.

Beim nächsten Versuch möchtest du jede Zehe einzeln anheben, ich schaffe das leider auch noch nicht ganz. Aber ich kann dir versprechen, dass du mit ein bisschen Übung sehr bald eine leichte Bewegung der Zehen wahrnehmen können wirst.

Die After-Dusch-Übung

Nimm nach dem Duschen oder Baden deine Füße in deine Hände. Nach einem langen Tag haben sie sich etwas Aufmerksamkeit und Zuwendung mehr als verdient. Massiere dir eine kühlende Lotion liebevoll in die Haut ein. Nimm jede einzelne Zehe in die Hand und massiere sie kurz durch. Du wirst sofort spüren, wie angenehm sich dies nach einem langen Arbeitstag anfühlt. Für die Übung nimm eine gemütliche Sitzhaltung ein. Am besten klappt es, wenn du zuerst den rechten Fuß auf das linke Bein legst. Danach verschränkst du deine Hände mit deinen Füßen. Du nimmst also deinen linken Fuß und die Finger deiner linken Hand und fügst sie ineinander. Stell dir vor, dass du mit deinen Füßen Händchen hältst. Führe nun von deinem Handgelenk ausgehende, wellenförmige Bewegungen aus. Achte darauf, dass deine Zehen locker und lang bleiben. So lockerst du deine Muskulatur und kannst Fehlhaltungen der Zehen ausgleichen, die durch das stundenlang Schuhetragen entstanden sind.

Ziehe anschließend die Finger zwischen den Zehen heraus. Stehe auf und versuche nun, deine Zehen alleine durch die Kraft deiner Muskulatur zu spreizen. Alle Verspannungen des Tages durch enges Schuhwerk oder Wärme werden im Nu verschwinden.

Achilles' Lieblingsübungen

Um Schmerzen an der Achillessehne zu vermeiden, empfehle ich dir, deine Wadenmuskulatur regelmäßig zu dehnen. Lehne dich dafür mit einem Ausfallsschritt an eine Wand. Das hintere Bein ist gestreckt, die Ferse bleibt auf dem Boden. Du stellst dir nun vor, wie deine Ferse sich immer weiter mit dem Boden fest verbindet. Ja, es darf in der Wade ziehen.

Das Knie des vorderen Beines ist abgewinkelt. Die Dehnung wird zehn Atemzüge gehalten. Zusätzlich hat es sich bei mir sehr bewährt, die Wadenmuskulatur mit einer kleinen Faszienrolle zu »bearbeiten«.

Lass deine Füße auf Entdeckungsreise gehen

Versuche, sooft es geht, barfuß zu gehen, wenn möglich auch in der Natur. Dies stimuliert einerseits die Fußsohlen und ermöglicht es deinem Fuß, sich (endlich) richtig auszudehnen.

- *Sandschaufeln mit deinen Füßen:* Stell dir vor, du stehst im warmen Sand und möchtest mit deinen Zehen den Sand ein wenig zu dir herschaufeln. Deine Zehen sollten dabei locker bleiben und nicht krallen. Die Ferse wird auf der Außenkante belastet und bleibt im Lot.
- *Fußmemory:* Suche dir Memory-Karten aus Holz, diese gibt es in fast jedem Spielwarengeschäft zu kaufen. Genau wie beim »richtigen« Memory-Spiel geht es nun darum, dass die Spieler möglichst viele Paare finden.
  Mache es dir auf dem Boden bequem. Du kannst dich auf ein Kissen setzen oder auf eine Matte. Nun ziehst du dir deine Socken aus. Verteile alle Holz-Tafeln verdeckt auf dem Boden. Und dann kann es losgehen: Mit deinen Füßen versuchst du nun, die Kärtchen aufzudecken. Egal ob du Fußmemory mit der Familie oder mit deinen Freunden spielst, du wirst sehen: Es macht großen Spaß und du wirst entdecken, dass es als Erwachsener nicht mehr ganz so einfach ist, die Feinmotorik der Füße anzusteuern. Nimm dir Zeit dafür und sei versichert, das Spiel mit den nackten Füßen zu spielen, ist besonders lustig.
- *Blinde Kuh mit den Füßen:* Einem Spieler werden die Augen verbunden. Nun breiten die anderen Teilnehmer Gegenstände auf dem Boden aus, welche die »blinde

Kuh« mit den Füßen ertasten und somit erraten soll. Ich habe diese Spielform im Rahmen einer Ausbildung kennengelernt und dabei Tränen gelacht. Du wirst erstaunt sein, wie anspruchsvoll es ist, Gegenstände nur mithilfe der Füße zu ertasten.

Auch Füße wollen geliebt werden – meine Wohlfühltipps

Die Füße tragen dich durchs Leben und als Dank stecken wir sie in zu enge Schuhe und kümmern uns kaum bis wenig um ihr Wohlgefühl. So kannst du das ändern:

- *Kümmere dich um sie:* Nimm deine Füße liebevoll an und zeige ihnen, dass du dankbar bist, dass sie dich durchs Leben tragen
- *Zieh die Schuhe aus:* Geh, sooft es geht, barfuß und wenn möglich in der Natur auf unterschiedlichem Untergrund, um deine Fußmuskulatur zu stärken.
- *Ritual im Badezimmer:* Nimm dir täglich nach dem Duschen fünf Minuten Zeit, um deinen Füßen Streicheleinheiten zu schenken.
- *Verwöhne deine Füße:* Investiere in wirklich gut passendes Schuhwerk.
- *Auch die Füße wollen Trainingseinheiten:* Spreize deine Zehen, sooft es geht, und das unabhängig davon, ob deine Füße nackt sind oder in Schuhen stecken. Achte auf eine regelmäßige Dehnung deiner Wadenmuskulatur und kontrolliere die Position deines Beckens.
- *Spielend schmerzfrei:* Kaufe dir einen Igel- oder Faszienball, um auch untertags deine Füße zu aktivieren.
- *Verinnerliche:* Sprich dir dieses Mantra vor: Ich belaste mein Großzehenballengrundgelenk und die Außenkante meiner Ferse.

Be active – so kann ich dir helfen

Viele Fußübungen findest in meinem Online-Workshop »Happy Feet«.

Höre dir auf meiner Seite den Podcast zum Thema an:

- Wie wir unsere Füße fit halten – von Prof. Dr. Hans-Jörg Trnka
- Episode: Happy Feet – Fußgymnastik für jeden Tag
- Was Jurtin Einlagen für deine Fußgesundheit tun können – Interview mit Clemens Haslinger

Fit ohne Sportschuhe – wo du auch bist: Bring Schwung in dein Leben

Sogar eine Personal Trainerin wie ich hat nicht immer Zeit für das Training. Sie hat übrigens auch nicht immer Lust dazu. Klingt vielleicht witzig, ist aber so. Das ist menschlich. Gerade in Phasen, in denen ich sehr viele Kunden für meine Wirbelsäulenberatungen und Fußtrainings in meiner Praxis habe, kommen bei mir die Bewegungseinheiten oft zu kurz. An vielen Abenden bin ich einfach zu faul und zu müde, um mich noch aufzuraffen. Gerade in den Wintermonaten kostet es mich auch in der Früh einiges an Überwindung, noch vor meinen Kundenterminen Sport zu machen.

Aus langjähriger Erfahrung weiß ich, dass Zeit in unserem Leben Mangelware ist. Und du kannst alles noch so eingeteilt und die Sporteinheiten in deinem Kalender dick und rot eingetragen haben: Dein Chef setzt noch ein spontanes Meeting an oder dein Babysitter ist krank – und alle deine Pläne sind über den Haufen geworfen.

Wer nicht will, findet Gründe, wer will, findet Wege

Ich habe einen sehr pragmatischen Zugang zur Bewegung: einfach und alltagstauglich! Erst unlängst sagte eine Kundin zu mir: *»Ich liebe deinen Zugang zur Bewegung. Deine Tipps* *sind immer so einfach auszuführen, dass ich nun meinen Alltag viel aktiver gestalte.«* Es sind nicht nur lange Sporteinheiten, die für unsere Gesundheit wichtig sind, nein, auch die kleinen Alltagsbewegungen, die unserem Körper guttun, das Herz-Kreislauf-System auf Trab halten und unsere Muskulatur stärken, sind von Bedeutung. Wer rastet, der rostet, dieser Spruch kommt tatsächlich nicht von ungefähr – und wird immer wieder von modernen Studien bestätigt.

Der Internist, mein Mann Johannes Drach, sagt dazu: »Wissenschaftler warnen schon seit einiger Zeit: Bewegungsmangel mit all seinen negativen Auswirkungen wird immer häufiger als zentrales Gesundheitsproblem des dritten Jahrtausends angesehen. Zu langes Sitzen kann nicht nur zu quälenden Rückenschmerzen führen, sondern auch ernsthaft krank machen.

Eine Studie einer deutschen Arbeitsgruppe (Schmid und Leitzmann) bestätigte einmal mehr und sehr eindrucksvoll die bereits seit Längerem bekannte Datenlage: Die Studie basiert auf Auswertungen von 43 einzelnen Datenerhebungen (Fragebogen und Interviews), welche insgesamt die Informationen von rund vier Millionen Menschen umfassen. Die Personen wurden dabei betreffend ihren Lebensstil und die Zeitspanne pro Tag, welche sie mit sitzenden Tätigkeiten verbringen, befragt. Die Wissenschaftler identifizierten dabei 68.936 Krebsfälle.

Fazit der Studie: Personen, welche regelmäßig zwei Stunden oder mehr durchgehend sitzen, haben ein höheres Risiko, an Darmkrebs oder Gebärmutterhalskrebs zu erkranken. Der Zusammenhang zwischen Fernsehen und der Entstehung von Darm- bzw. Gebärmutterhalskrebs scheint dabei, so die Studienautoren, am größten zu sein.

Die Vermutung liegt nahe, dass dieser Zusammenhang dadurch bedingt ist, dass gerade das Sitzen vor dem TV-Gerät oder dem Computer mit der Einnahme von »Junk Food« (inkludiere auch alle Soft Drinks) einhergeht. Eine weitere, sehr wichtige Aussage der Studienautoren ist folgende: ›Dieses Risiko besteht unabhängig davon, ob die betreffende Person ansonsten ein sportlich aktives Leben führt.‹

In klaren Worten bedeutet das: Langes Sitzen am Arbeitsplatz oder vor dem Fernseher (dieses wurde ja von der Studiengruppe im Übrigen als Risikofaktor Nummer 1 identifiziert) kann uns auf lange Sicht krank machen – auch wenn wir regelmäßig Sport betreiben. In Summe zählen nämlich die sitzenden Einheiten pro Tage, welche ohne Unterbrechung durch kleine Bewegungseinheiten ›abgesessen‹ werden.«

Gibt es eine Lösung, dem (sitzenden) Dilemma zu entkommen?

Je mehr du darüber nachdenken musst, um ins Tun zu kommen, umso schwieriger wird es. Am zielführendsten ist es, Bewegung in den Alltag einzubauen. Unsere Wirbelsäule möchte bewegt werden, unsere Bandscheiben leben davon, dass wir ausreichend körperlich aktiv sind.

Die Faszien – unser Bindegewebe – brauchen ebenfalls regelmäßig Bewegung, um elastisch und fit zu bleiben. Für die meisten Übungen musst du nicht einmal in Sportbekleidung springen, du kannst auch mit Alltagsbekleidung einiges für deine körperliche Fitness tun.

Das bewegte Sitzen oder die bewegte Bildschirmpause

Ich wechsle an jenen Tagen, an denen ich sehr viel vor dem Computer sitze, gerne zwischen Sitzball und Schreibtischstuhl. In einigen Firmen werden auch Stehpulte als ergonomische Sitzplatzalternative angeboten. Wann immer du die Gelegenheit dazu hast, dann nutze sie bitte.

Der Gymnastik-Ball ist Sitzgelegenheit und Fitnessgerät in einem. Schon das Sitzen auf dem Ball trainiert Balance und Körperhaltung – ein wirklicher Alleskönner und mein persönlicher Favorit, was die Anschaffung von Fitnessgeräten für zu Hause oder das Büro betrifft.

Beim Sitzen auf dem Gymnastikball gilt: Bitte wechsle immer zwischen Ball und Stuhl (alle 30 Minuten). Für unsere Bandscheiben ist ein absoluter Segen, für einige Minuten auf dem Ball am Platz zu hüpfen.

Bitte achte darauf, dass du beide Sitzbeinhöcker auf dem Ball stabilisiert. Deine Füße stehen beide auf dem Boden. Wichtig dabei: Der Ball sollte der jeweiligen Körpergröße entsprechen, lass dich im Fachhandel beraten. Du ziehst nun den Bauchnabel leicht nach innen, aktivierst deine Beckenbodenmuskulatur und schon kann es losgehen. Löse deine Sitzbeinhöcker immer wieder vom Ball, achte auf einen guten Stand deiner Füße und hüpfe.

Das Hüpfen versorgt die Bandscheiben wieder mit Flüssigkeit, welche im Laufe eines sitzend oder stehend verbrachten Tages absolut notwendig ist. Unsere Bandscheibe funktioniert wie ein Schwamm und lebt von der Bewegung, daher sind wir am Ende des Tages um einige Zentimeter kleiner als am Morgen.

Alternativ dazu kannst du am Gymnastikball deine Hüften kreisen lassen, dich dehnen und strecken oder einfach nur auf und ab schaukeln. Erlaubt ist, was gefällt. So nebenbei trainierst du auf dem Ball übrigens auch die Beckenbodenmuskulatur, Koordination und tiefliegenden Bauchmuskeln.

Nutze die Trinkpausen als Bewegungseinheit

Stelle dir einen Timer, um alle 60 Minuten an deine Trink- und Bewegungspause erinnert zu werden. Dehne und strecke dich, steh von deinem Schreibtischsessel auf und schüttle Arme und Beine ordentlich durch. Gerade in der kühleren Jahreszeit ist es oft so, dass man schlichtweg auf das Trinken vergisst (vor allem, wenn man gerade sehr konzentriert arbeitet). Unser Gehirn, aber auch unsere Faszien benötigen ausreichend Flüssigkeit, um gut zu funktionieren. Du schlägst somit gleich zwei Fliegen mit einer Klappe, wenn du dir regelmäßige Trink- und Bewegungspausen gönnst.

Wechsle immer wieder die Sitzposition

Achte darauf, immer wieder deine Position zu ändern. Rutsche auf dem Sessel, strecke und recke dich und hebe die Arme über den Kopf. Stelle dir vor, dass du von der Decke Obst pflückst und dich dabei ganz lang machst. Stütze deine Hände links und rechts auf der Stuhllehne ab und hebe kurz den Po (trainiert gleichzeitig deinen Bauch) und schwebe dabei auf deinem Sitz. Versuche, möglichst viele Telefonate im Stehen oder Gehen auszuführen. Es ist übrigens wissenschaftlich erwiesen, dass sich unsere Stimme und Haltung beim Stehen und Gehen verändert und sicherer wirkt als beim Sitzen auf dem Stuhl. Probiere Übungen aus dem Kapitel »„Du musst dich nicht zur Brezel verknoten – Yoga als Schmerzkiller und Trainingspartner“ auf Seite 160 aus.

Nutze jede Gelegenheit, zu Fuß zu gehen

Mittlerweile gibt es schon sehr gute (und auch recht schicke) elektronische Helferlein, um zu einem »bewegteren« Leben animiert zu werden. Der gute alte Schrittzähler hat ausgedient, nun bieten alle namhaften Fitnessfirmen Bewegungstracker für das Handgelenk an. Jede Pulsuhr zeichnet neben deinen sportlichen Aktivitäten auch dein tägliches Schrittpensum an. Du kannst bei vielen Geräten ein Tagesziel für dich definieren. Viele meiner Kundinnen werden durch das Tracken ihrer Schritte dazu animiert, ihre Wege gehäuft zu Fuß zurückzulegen. Dein Tagesziel sollte bei 10.000 Schritten liegen.

Andi, eine liebe Kundin, die regelmäßig mit mir läuft, nimmt in ihrer Firma sogar an einer »Schrittzähl-Challenge« teil. Die Kollegen wetteifern miteinander, wer am Ende des Tages die meisten Schritte zurückgelegt hat.

Stiegen – unser kostenloses Fitnessgerät

Es gibt in vielen Fitnessstudios elektronische Stiegen, um dich so richtig aus der Puste zu bringen. Weitaus einfacher und günstiger ist es, untertags, sooft es sich anbietet, die Stiegen statt des Aufzugs oder die Rolltreppe zu verwenden. Unlängst habe ich ein Fortbildungswochenende in Zürich besucht, das in einer Schule stattgefunden hat. Dieses Gebäude hatte fünf Stockwerke und alle Toiletten waren aufgrund von Bauarbeiten gesperrt. Auf dem Hof vor der Schule wurden daher mobile Toilettenanlagen aufgebaut. Die Fortbildung war als Kongress mit vielen verschiedenen Schnupperworkshops angelegt, was bedeutet hat: pro Stunde die Treppen einmal rauf und wieder runter zu laufen. Du kannst dir vorstellen, was für ein tolles Fitnessgerät diese Stiegen gewesen sind. Dein Herzschlag steigt, deine Schritte federn, deine Beinkraft wird trainiert.

Viele Parkanlagen haben Stiegen, auch diese kannst du als Fitnessgadget verwenden. Einige Male schnell hinauf und hinunterlaufen bringt dein Herz-Kreislauf-System so richtig in Schwung. Variiere und nimm immer wieder zwei Stufen auf einmal. Oder springe die Stufen einfach auf einem Bein hoch. Wer es gerne noch ein bisschen intensiver möchte: Hüpfe die Stufen wie ein Frosch hinauf und hole Schwung mit den Armen. Achtung: Der Rumpf sollte dabei möglichst gerade bleiben. Du stärkst damit optimal deine Bein- und Rumpfmuskulatur. Achte bei Sprüngen bitte immer darauf, dass du wirklich gute Turnschuhe trägst, um deinen Füßen die nötige Stabilität zu bieten. Ein weiterer Tipp: Die Knie sollten stets beide in dieselbe Richtung schauen, so vermeidest du, in eine X-Beinstellung zu kommen. Falls du Probleme mit den Knien hast (Verletzungen, Schmerzen), solltest du Sprünge vermeiden.

Versuche nun, die Stufen mit seitlich überkreuzten Beinen hinaufzulaufen. Bei dieser Variation regst du zusätzlich die Koordination deiner linken und rechten Gehirnhälfte an.

Urban breathing

Selbst wenn du im städtischen Bereich lebst oder arbeitest, kannst du einiges auf dem Weg zum Arbeitsplatz (oder auf dem Weg nach Hause) für dein Wohlbefinden tun. Eine ruhige und gleichmäßige Atmung hilft dir dabei, Stress abzubauen und mehr in deiner Mitte zu bleiben.

Probiere folgende Übung aus: Atme beim Gehen ein – zähle bis fünf – atme aus – zähle bis fünf. Wiederhole diese Sequenz einige Male und probiere dann, für fünf Atemzüge den Atem anzuhalten. Atme wieder ein, atme aus und halte den Atem an. Du wirst sehen, dass dich diese einfache Atemübung sehr in deine Mitte bringt und dich ruhig werden lässt.

Der Quickie während des Fernsehens

Warum nicht einige kleine Gymnastikübungen durchführen, während du die Nachrichten oder eine Netflix-Serie ansiehst? Einige Kniebeugen zwischendurch helfen, diese besser zu »verdauen«, auch Ausfallschritte kannst du problemlos während des Fernsehens durchführen. Bei all diesen Übungen zaubert man ganz nebenbei einen knackigen Po.

Werbepausen eignen sich perfekt dazu, auf dem Weg zur Toilette einige Übungen durchzuführen. Wie wäre es, beim Gehen die Knie Richtung Brust zu ziehen? Danach mit den Armen und Schultern kreisen und den Brustkorb weit öffnen – das tut gut, denn die Brustmuskulatur ist durch das viele Sitzen meist extrem verkürzt. Einen Weg auf den Ballen balancieren und am Rückweg den Fersengang anwenden. So werden deine Fußmuskulatur und die Koordination gefordert.

Bring deine Faszien in Schwung!

Der größte Teil (rund 80 Prozent aller Rückenschmerzen) ist unspezifisch, das heißt, es gibt keinen klaren Auslöser für die Schmerzen.

Sehr oft sind Rückenschmerzen und Verspannungen auf verklebte Faszien zurückzuführen. Was sind denn eigentlich Faszien?

Faszien sind zarte Häutchen, die Muskeln, Nerven und innere Organe an Ort und Stelle halten. Faszien umhüllen somit sämtliche Strukturen unseres Körpers und werden sehr oft mit dem Bindegewebe gleichgesetzt. Faszien sind unser größtes Sinnesorgan und haben an die 250 Millionen Rezeptoren. Die Aussage »Alles ist mit allem verbunden« ist hier besonders zutreffend. Die Faszien geben unserem Körper seine Form. Das Fasziennetz ist von Kopf bis Fuß miteinander verbunden. An der »Lumbodorsal-Faszie« am unteren

Rücken befindet sich eine hohe Dichte an Schmerzrezeptoren, hier liegt oft der Auslöser von Rückenschmerzen.

Nach einem langen Tag, der zumeist sitzend verbracht wurde, sind unsere Faszien durch Bewegungsmangel häufig verklebt. Hüpfen und Dehnen ist gut für die Elastizität der Faszien. Die Anschaffung von Faszienrollen und -bällen ist eine durchaus lohnenswerte Investition, um einfach und effektiv deine Faszien zu bearbeiten.

Mit einer Springschnur kannst du nicht nur ein sehr effektives Herz-Kreislauf-Training machen, sondern auch deinen Faszien Gutes tun. Natürlich kannst du genauso gut mit einer imaginären Springschnur trainieren.

Achte auf federnde Sprünge und eine möglichst aufrechte Körperhaltung. Beim Schnurspringen kannst du jede Menge Variationen einbauen, um das Training noch anspruchsvoller zu machen. Vorschläge hierfür wären: auf einem Bein springen, zurückspringen, die Arme beim Springen überkreuzen. Sehr effektiv sind Cardio-Intervalle: Du wechselst dabei langsame mit sehr schnellen Springeinheiten ab.

Mach den Hampelmann

Sicher kannst du dich noch an die Hampelmänner aus deiner Kindheit erinnern. Diese Übung ist ein wahrer Allrounder: Denn sie ist nicht nur eine super Ausdauerübung und ideal für das Herz-Kreislauf-System, sondern schult nebenbei deine Koordination und Beweglichkeit. Und zu guter Letzt: Hampelmann oder Hampelfrau springen macht richtig Spaß. Achte bei der Ausführung darauf, dass du eine aufrechte Körperhaltung einnimmst und deine Gesäßmuskulatur aktiviert ist. Stell dir vor, dass du mit deinen Armen und Beinen die Buchstaben I und danach X bildest.

Fit auf Reisen

In meiner Zeit im Pharma-Management gingen sich sehr häufig Laufrunden in der Früh nicht aus. Die Hotels waren meist in der Nähe eines Flughafens, in den Wintermonaten war es in der Früh noch stockdunkel und ich habe mich nicht getraut, allein in mir unbekannten und sehr einsamen Gegenden laufen zu gehen. Die Abende verbrachte ich entweder im Flugzeug auf dem Weg nach Hause oder bei Firmen-Terminen. An Sport war dann nicht mehr zu denken. Dennoch: Auf Bewegung konnte und wollte ich auch damals nicht verzichten. Und so habe ich immer ein paar Lockerungs- und Kräftigungsübungen im Hotelzimmer gemacht. Glaube mir, ich habe das wirklich viele Jahre in den Wintermonaten so praktiziert. Wirf dir deine Lieblingsmusik auf die Ohren und tanze dazu im Hotelzimmer oder laufe auf der Stelle.

Mein vierminütiges Zauberworkout Tabata lässt sich in jedem noch so kleinen Raum oder auf jedem Mini-Balkon ausführen. Als Standardübungen im Hotelzimmer eignen sich Kniebeugen und Trizeps-Dips ideal. Besonders praktisch sind kleine Minibänder zum Trainieren. Diese kleinen Fitnesswunder passen in jede noch so kleine Handtasche und mit deren Hilfe kannst du ein einfaches und effektives Ganzkörperworkout durchführen. Die Bänder eignen sich sowohl zum Kräftigen als auch zum Mobilisieren und Dehnen deiner Muskulatur.

Natürlich kannst du auch Yoga machen, die Asanas gehen sich ebenfalls in jedem Hotelzimmer aus. Du kannst dir bereits für kleines Geld kurze Yoga-Sequenzen (Yoga-Apps) auf dein Smartphone laden und gleich loslegen. Alternativ dazu findest du auf YouTube einige sehr gute und effektive Yoga-Einheiten. Hier kann ich dir besonders die deutsche Yoga-Lehrerin Mady Morrison ans Herz legen, ihre Yoga-Sequenzen sind einfach, gut erklärt und sehr sympathisch präsentiert.

Bringe mehr Bewegung in deinen Alltag – meine Wohlfühltipps

Es muss nicht immer der Lauf über mehrere Kilometer sein, kurze Übungen und Bewegungseinheiten lassen sich sehr einfach in den Alltag integrieren.

- *Plane deinen bewegten Alltag:* Nimm dir einige Minuten Zeit und notiere dir auf einer Liste, wie du mit wenig Zeitaufwand mehr Bewegung in deinen Alltag einbauen kannst.
- *Nutze alle Möglichkeiten:* Versuche so oft wie möglich, die Treppen statt des Lifts oder der Rolltreppe zu nutzen. Wenn du etwa vom Fernseher zur Toilette gehst, nutze den Weg für Ausfallschritte oder um Kniebeugen zu machen. Versuche, dich jedes Mal in der Küche zu strecken und zu recken, wenn du Geschirr aus dem Kasten holst.
- *Mehr Schritte im Leben:* Kauf dir einen Schrittzähler oder eine Uhr mit täglicher Messung deiner Schritte. Oder arbeite mit einer entsprechenden App. Mach mit deiner Familie, deinen Freunden oder Kolleginnen einen Wettbewerb, wer in einem Monat die meisten Schritte schafft. Macht euch einen tollen Preis für den Sieger aus!
- *Plane richtig:* Nimm dir immer bequeme Turnschuhe mit, um möglichst viele Wege zu Fuß erledigen zu können. Auch auf Geschäfts- oder Urlaubsreisen kannst du kleine Workouts im Hotelzimmer durchführen.

Be active – so kann ich dir helfen

Höre dir auf meiner Seite den Podcast zum Thema an:

👍 Der Park als Fitnessstudio

Der zweite Frühling kann mich mal - schicke deine Wechseljahre mit dem Schweinehund in die Arena

Der Tag, an dem ich meine Jugend zu verlieren glaubte, war der 26. Mai 2011 – der Abend vor meinem 40. Geburtstag. Mein Mann hat mich zu diesem Anlass auf eine wunderschöne Reise eingeladen: eine Woche Ravenna und Venedig gemeinsam mit unserem kleinen Hund Happy im Cabrio durchs frühlingshafte Oberitalien vagabundieren.

Die Tage, die hinter uns lagen, waren wunderschön: Ich liebe Mosaike und konnte mich an Ravennas Kirchen kaum sattsehen. Das Wetter war traumhaft mild, das Essen köstlich italienisch und das eine oder andere Gläschen Wein war auch nicht zu verachten. Kurzum, ich hätte diese Reise mit dem Titel »Italy at its best« versehen. Doch es kam anders ...

Einen Tag vor meinem »magischen« Geburtstag checkten wir in einem kleinen Hotel am Lido di Venezia ein. Ich stand abends am Hotelbalkon und konnte nicht einschlafen. Tausende Gedanken schossen mir durch den Kopf. 40! 40! Vierzig! Was für eine Zahl. Die Jugend ist nun wohl endgültig vorbei. Jetzt bist du also tatsächlich eine »alte Schachtel«, dachte ich mir. Ich fühlte mich ängstlich, traurig und unsicher. Und natürlich macht man dann noch weiteren Blödsinn und so suchte ich gleich alle Stellen auf meinem Körper, die den unglaublichen Verfall zeigten. Klar, ich war nicht nur den Tränen nahe, sondern heulte mich dann in den Schlaf ...

Next Stopp: Wechseljahre!

Warum ich so sehr mit der 40 gehadert habe? Weil für mich die Reise unweigerlich Richtung Wechseljahre führte. Und davor graute mir. Davor graute mir wirklich sehr. Denn das Thema »Menopause« machte mir schon seit Jahrzehnten Angst. Eigentlich seit dem Zeitpunkt, als meine Mama in die Wechseljahre kam. Ihr ging es damals sehr schlecht: Sie klagte über Hitzewallungen, Schlafstörungen, Stimmungsschwankungen, und all das trat bei ihr vollkommen unvorhergesehen ein. Ich hatte das Gefühl, dass meine Mama nicht mehr Herrin ihrer Gefühlswelt war.

Genau davor hatte ich große Angst. Ich wollte nicht schwitzen oder ständig in Tränen ausbrechen – und vor allem hatte ich große Angst, meine Figur zu verlieren. Denn ich bin natürlich schon sehr begünstigt: Ich konnte mein Leben lang essen, was ich wollte, ohne je zuzunehmen. Mein Körper hatte sicherlich keine Modelmaße, ich war immer klein und zart. Ich hatte – so blöd es auch klingen mag – Angst, dass ich meine geliebte Schokolade nicht mehr essen durfte. Was würde mich in der Menopause erwarten?

Du hast das Ruder in der Hand

Der Großteil der Damen kommt in meine Beratungen, weil sie mit ihrem Körper nicht mehr zufrieden sind. So auch Franziska.

Sie kommt seit über einem Jahr zweimal pro Woche zu mir in die Praxis für ein kurzes, aber knackiges Powertraining. Franziska ist 50 Jahre, eine attraktive und kreative Unternehmerin mit weiblicher Figur. Zwei Dinge stellte sie gleich zu Beginn unserer gemeinsamen »Trainingsreise« fest:

»Ich werde nicht auf Alkohol und gutes Essen verzichten und ich mag Sport eigentlich überhaupt nicht. Mein Ziel ist es, dass ich mich besser fühle und mein Körper straffer aussieht. Ich bin ja schon in den Wechseljahren, es ist schwierig.«

Ich liebe es, wenn meine Kundinnen klare Aussagen treffen und ihr Ziel bereits vor Augen haben. Ein fitter und starker Körper ist der positive Nebeneffekt des Trainings für mich. Das gute Gefühl und die Ausschüttung der Glückshormone stehen für mich als Trainerin allerdings im Vordergrund. Ich sehe das so: Wir Frauen wollen uns wohlfühlen, fit und stark das Leben meistern und nicht eine Model-Casting-Show gewinnen.

Franziska mochte wohl von Beginn an meinen Humor und hatte sich quasi Hals über Kopf in das Training mit dem Schlingenseil verliebt, ebenjene effektive und sehr abwechslungsreiche Methode, um tiefliegende Muskeln zu trainieren. Für diese intensive Trainingsmethode reichen Einheiten von 30 Minuten. Jede Einheit ist extrem anspruchsvoll, aber auch sehr abwechslungsreich. Nach ein paar Monaten Training bekam ich von Franziska eine WhatsApp, über die ich mich echt gefreut habe: *»Ich fühle mich in meinem Körper so wohl ... dank dir.«*

Byebye, Traumfigur?

Das Älterwerden hat schöne Seiten. So müssen wir in unseren besten Jahren nicht mehr jedem Trend hinterherlaufen und haben unseren eigenen Style schon gefunden. Aber natürlich gehen mit der Anzahl der Lebensjahre die Traumfigur und die Realfigur immer weiter auseinander. Doch: Du musst deine Traumfigur nicht unbedingt aufgeben. Eine

Kleidergröße oder aber eine Zahl auf der Waage bestimmen nicht, ob du dich gut fühlst! Durch regelmäßige körperliche Aktivität, durch die Ausstoßung von Glückshormonen wirst du ebendiesem Wohlfühlgewicht und deinem Traumkörper ein gutes Stück näherkommen. Und wie sagte schon Coco Chanel: »*Schönheit beginnt in dem Moment, in dem du beschließt, du selbst zu sein.*«

Natürlich, der Körper hat sich mit den Jahren verändert, aber vielleicht kannst du all das auch als Jahresringe der Erfahrung und Weisheit sehen. Willst du denn tatsächlich aussehen wie die jungen Mädchen auf Instagram oder in den Castingshows? Es geht um das Wohlfühlen und genau *jetzt* ist die richtige Zeit, um (wieder) Bewegung in dein Leben zu bringen. Wir wollen gesund älter werden und wir dürfen uns dabei erst recht wohl in unserem Körper fühlen. Ein fitter Körper bedeutet dabei aber nicht zwangsläufig, dass wir in die Hosen unserer Töchter passen müssen.

Ich denke mir sehr oft: Fein, diese Erfahrungen muss ich jetzt nicht mehr machen, das kenne ich schon und kann mich gemütlich zurücklehnen. Wenn wir ehrlich sind, hat die Gewichtszunahme meist schon vor der eigentlichen Menopause gestartet. Aber hallo, du kannst dir noch immer einen fitten und starken Körper erschaffen!

Frauen sind nach der Menopause dreimal häufiger von Adipositas betroffen als zuvor, so zeigt eine Studie (Kwasniewska et al. 2012). Nach dem Wechsel kommt es nachweislich zu folgenden Veränderungen, die ein Risiko für eine Gewichtszunahme (vor allem Zunahme von Körperfett) darstellen:

- Abnahme von körperlicher Aktivität
- Abnahme von Muskulatur/fettfreier Körpermaße
- Sinken des Grundumsatzes (Energiebedarf in Ruhe)
- verringerter Energiebedarf

Warum das so ist, erklärt die Gynäkologin Lehner-Rothe: »Ein Teil der Menopause ist eine Umverteilung des Körperfettes, das ist physiologisch. Bei manchen Damen setzt sich dieses am Bauch an, bei manchen werden die Brüste größer. Körperliche Aktivität ist wichtig, um sich auch weiterhin wohlzufühlen. Mein Rat als Frauenärztin ist daher: bewegen! Und diese Bewegung auch in den Alltag einbauen.«

Bewegung als Tumorprävention

In meiner Masterarbeit habe ich mich sehr intensiv mit dem Thema regelmäßige körperliche Aktivität als Tumorprävention auseinandergesetzt. Und ich möchte es hier nochmals betonen: Alle Studien zeigen, dass Bewegung das Risiko, an verschiedenen Tumorentitäten zu erkranken, reduzieren kann. Dazu zählt auch postmenopausaler Brustkrebs – hier gehen alle klinischen Studien von einer überzeugenden Risikoreduktion von 20 bis 30 Prozent aus.

Sei dein eigener Guru

Abnehmen in den Wechseljahren trifft uns alle (oder wird uns alle treffen). Eine, die dieses Thema sehr gut beschreibt, ist Doro von Nowshine. Sie betreibt einen Blog (mein Lieblingsblog) und schreibt über Fashion und Lifestyle für Ü40-Frauen und ist selbst schon sehr früh (Ende 30) in die Wechseljahre gekommen. Doro erzählte mir »Ich akzeptiere mittlerweile meine Wechseljahre. Mit meinen Wechseljahren bin ich anders geworden, ich fühle mich zwar manchmal alt, aber momentan möchte ich mich mit meinen Falten so akzeptieren. Es ist auch okay zu wissen, dass man einmal nicht die Jüngste und Schönste im Raum ist. Durch die Wechseljahre merken wir, dass das Leben endlich ist. Das ist nicht mehr die Generalprobe, sondern die einzige Premiere. Denn wir haben nur ein Leben vor dem Tod. Ich wiege zwar so viel wie vor zehn Jahren, aber mein Körper hat sich verändert: Ich habe ein kleines Bäuchlein, vielleicht kommt das von den Hormonen. Seit den Wechseljahren trainiere ich im Fitnessstudio mit Bändern und Gewichten für meine Muskulatur und meine Knochen. Sport ist das Beste, was du für dich tun kannst. Finde die Bewegungsart, die dir Spaß macht, und zwinge dich zu nichts. Du musst deine eigene Sportart und Bewegung finden.«

Warum die Menopause der richtige Zeitpunkt ist, um mit Ausdauersport zu starten

Die Kinder sind aus dem Gröbsten heraus und du kannst damit beginnen – falls du es bisher nicht ausreichend getan hast –, auf dich zu schauen, um dir Gutes zu tun. Der richtige Mix aus Ausdauertraining, Krafttraining und Beweglichkeitstraining hält dich nämlich auch in der Menopause körperlich und mental fit. Vor allem aber werden durch Ausdauertraining die lästigen Begleiterscheinungen der Wechseljahre wie Hitzewallungen und Depressionen wesentlich weniger stark wahrgenommen. Läuferinnen berichten mir darüber, dass sie die Wechseljahre ohne Gewichtszunahme und ohne Stimmungsschwankungen »über die Bühne« gebracht haben.

Der sinkende Östrogenspiegel führt in der Menopause dazu, dass wir Frauen ein erhöhtes Risiko für Herzerkrankungen, wie zum Beispiel den Herzinfarkt, haben – das regelmäßige Ausdauertraining hilft dabei, dieses Risiko zu senken. In den nationalen Bewegungsempfehlungen sprechen wir dabei von mindestens 150 Wochenminuten.

Sehr oft klagen Patientinnen in der Menopause auch über schwere Beine, erzählt die Gefäßchirurgin Bettina Wiltos: »Mit beginnendem Wechsel kann sich durch die Hormonumstellung auch ein Schweregefühl in den Beinen einstellen. Der Grund dafür ist: Das Hormon Progesteron wird weniger und es kommt zu mehr Wassereinlagerungen. Insgesamt wird das Bindegewebe in der Menopause weicher. Je straffer allerdings die Vene ist, umso schneller fließt das Blut und umso effizienter arbeitet die Vene. Mindestens die Hälfte aller Patientinnen, die über schwere Beine klagen, haben allerdings zuvor einiges an Gewicht zugenommen (an die 10 kg). Mehr Fettgewebe produziert auch Hormone und führt zu gehäufteren Wasseransammlungen und schweren Beinen. Eine Gewichtsregulation durch Sport ist sehr zu empfehlen, so kommt es zu einer Entstauung der Wadenmuskulatur und die Venenpumpe funktioniert besser.«

Es spricht also wirklich viel dafür, gleich die Laufschuhe aus den Kasten zu holen. Alternativ kannst du natürlich auch andere Ausdauersportarten betreiben.

Warum die Menopause der richtige Zeitpunkt ist, um mit Kraftsport zu starten

Mit Krafttraining jetzt, in der Menopause, zu starten, macht viel Sinn. Einerseits wiegt Muskelmasse mehr als Fettmasse (wie angenehm) und andererseits hilft uns Krafttraining dabei, der gefürchteten Osteoporose (Knochenschwund) vorzubeugen. Durch Sport vermehren sich jene Zellen, die Knochensubstanz bilden, und somit nimmt die Knochendichte zu. Wichtig dabei ist, dass das Krafttraining nicht im

Sitzen ausgeführt wird. Schnelle, stoßartige Bewegungsabläufe sind für den Aufbau des Knochens wichtig.

Du musst keine Angst davor haben, dass du jetzt riesige Muskelberge bekommst – wir Frauen neigen unter natürlichen Umständen nicht dazu, wie Arnold Schwarzenegger auszusehen. Wenn du nicht gerne schwere Gewichte hebst, dann kannst du auch mit deinem eigenen Körpergewicht arbeiten, Bänke als Hilfsmittel nehmen oder am Schlingentrainer trainieren. Auch Krafttraining kannst du abwechslungsreich gestalten und im Freien durchführen. Für das Krafttraining liegen die gesundheitswirksamen Empfehlungen bei 75 Minuten in der Woche. Ich kombiniere meine Ganzkörperübungen sehr gerne mit dem Lauftraining.

Bezüglich Knochendichte und -abbau hat mir Frauenärztin Lehner-Rothe noch etwas mit auf den Buchweg gegeben: »In der Menopause kommt es durch den abfallenden Östrogenspiegel zu einem vermehrten Knochenabbau und einer verminderten Knochendichte. Die beste Prophylaxe dafür ist Bewegung. Laufen eignet sich zum Beispiel sehr gut, um die langen Röhrenknochen zu stärken. Ich kann mir schon vor der Menopause einen guten Puffer aneignen, um Osteoporose zu vermeiden. Bei einem aktiven Lebensstil mit ausreichend Sport tue ich meinen Knochen sehr viel Gutes. Die Wechseljahre sind aber auch ein guter Anlass, um mit Sport zu beginnen.

Zusätzlich sollten sich die Patientinnen kalziumreich ernähren (Vitamin D und Kalzium). Die erbliche Komponente spielt allerdings bei der Osteoporose ebenfalls eine große Rolle. Wenn die Werte schlecht sind, kann man hier auch mit Osteoporose-Medikamenten arbeiten, meist reicht es allerdings, ausreichend Vitamin D und Kalzium zu supplementieren. Auch bei bereits bestehender Osteoporose dürfen die Patientinnen Sport (ausgenommen Risikosportarten wie Paragleiten, Ski fahren etc.) ausführen.«

In der Ruhe liegt die Kraft

Baue in deinen Alltag immer wieder Balanceübungen wie den Einbeinstand ein. Übungen aus dem Yoga, aber auch aus dem Pilates helfen dir nicht nur dabei, beweglicher zu werden, sondern auch, um deine Core Power – die Kraft deiner Körpermitte – zu stärken. Diese Stärke in der Körpermitte führt zu einer schönen Haltung, zaubert gleich ein paar Kilos weg und lässt dich stolz und selbstsicher erscheinen.

Bei Bewegungsformen wie dem Yoga und Pilates liegt der Fokus auf einer ruhigen Atmung – diese bringt dir mehr Ruhe und Gelassenheit.

Denke immer daran: Unsere Muskulatur und unser Geist brauchen Erholung, um zu regenerieren und zu wachsen. Schenke dir pro Tage einige Minuten, die nur dir und deinen Atemübungen gehören.

Menopause trifft uns alle

Die Menopause trifft uns alle. Eine früher – die andere später. Der Wechsel ist aber keine Krankheit, sondern ein natürlicher Prozess. Aber selbstverständlich habe ich auch an vielen Tagen Angst vor dem Älterwerden. Wie oft wünsche ich mir, dass die Uhr stehen bleibt.

Es gibt Zeiten, wo es mir leichtfällt, dem nächsten runden Geburtstag ins Auge zu sehen. An anderen Tagen graut mir davor, denn älter zu werden, bringt nicht nur den Abschied der Jugend, sondern eines Tages auch den Abschied von geliebten Menschen. Doch ich versuche, das Glas als halbvoll zu betrachten und alles immer wieder mit Humor zu nehmen – so wie eine meiner Kundinnen, die unlängst zu mir sagte: *»Es ist doch toll, in der Menopause spart man sich Heizkosten.«*

Zweiter Frühling oder Spätsommer?

Die Traditionelle Chinesische Medizin bezeichnet die Wechseljahre als zweiten Frühling. Klingt zwar schön, hat sich für mich allerdings nie so richtig stimmig angefühlt. Ich liebe den Frühling, bin Ende Mai geboren und erwarte jedes Jahr sehnsüchtig, dass die Blätter wieder grün werden. Mit dem Begriff eines zweiten Frühlings tue ich mich persönlich eher schwer. Es klingt für mich künstlich und aufgesetzt.

Beim letzten Urlaub an der Ostküste der USA fühlte ich allerdings schlagartig, wofür die Menopause für mich steht. Komm mit auf meine Reise: Gerade in den letzten Jahren bin ich dazu übergegangen, mir zunehmend meine Reisewünsche zu erfüllen. Wie du vermutlich bemerkst hast: Ich liebe es zu reisen. Ich bin ja im Sternzeichen Zwilling geboren und diesen Luftwesen sagt man große Neugierde nach. By the way: Es stimmt!

Einer meiner lang ersehnten Orte waren die Hamptons, eine Region am Ostende der Insel Long Island des Bundesstaates New York. Unzählige Filme spielen in dieser Region, auch einer meiner Lieblinge: »Was das Herz begehrt« mit Diane Keaton und Jack Nicholson. Im Laufe der letzten Jahre habe ich zahlreiche Romane verschlungen, welche in dieser Region spielen. Was soll ich dir sagen? Meine Vorfreude auf die Reise war wirklich riesengroß.

Doch wenige Wochen vor Reisebeginn stellten sich bei mir erstmals Symptome der Menopause ein. Ich wachte in der Nacht schweißgebadet auf und spürte auch untertags immer wieder, wie Hitzewallungen meinen Körper zum Glühen brachten.

Ähnlich meiner Reise anlässlich meines 40. Geburtstages fühlte sich nun auch diese lang ersehnte Reise als Wegscheide für mich an. Dieser September sollte einiges für mich und meine Einstellung zu meinem Leben ändern. Die Hamptons stellten sich für mich noch wesentlich atemberaubender dar, als ich sie mir in meinen Träumen vorgestellt hatte. Unendlich lange Strände, eine wilde Brandung, strahlender Sonnenschein bei angenehm milden Temperaturen. Die Hauptsaison war vorbei und die hektischen New Yorker waren abgereist. Auf der Insel blieben nur mehr die Einheimischen und einige wenige Urlauber wie wir. Eines Tages borgten wir uns Fahrräder im Retro-Stil aus (mit einem kleinen Körbchen am Lenker und ohne Gangschaltung) und flitzten gemütlich entlang des wilden Atlantiks dahin. Wir kamen an wunderschönen Häusern vorbei (wie in den Filmen), sahen Rehe am Straßenrand und ließen uns den Fahrtwind durch die Haare wehen. Wann immer ich in Bewegung bin, stören mich die Hitzewallungen nicht, denn ich gehöre seit jeher zu den Personen, die sehr leicht ins Schwitzen kommen. In mir breitete sich auf diesem Ausflug viel Ruhe und Dankbarkeit aus. Ich konnte die goldene Septembersonne und die Farbpracht des nahenden Herbstes so richtig inhalieren.

Schlagartig wurde mir dabei klar, wofür die Wechseljahre für mich stehen. Für mich symbolisieren die Wechseljahre den Monat September. Es ist nicht mehr so heiß wie im Sommer, die Abende sind schon kühler und die Sonne geht früher unter. Dennoch spürst du noch die Energie und die Wärme des Spätsommers auf deiner Haut. Das Licht ist goldig und satt und verleiht dem Himmel eine gewisse Farbtiefe, die du im Frühling und Frühsommer nicht siehst.

Ja, es schwingt immer auch ein wenig Wehmut im September mit. Irgendwo lauert der kalte Winter auf mich. Aber jetzt, im September sind die Blätter noch auf den Bäumen und beginnen, uns mit ihrer Färbung zu verzaubern. Früher fühlte sich der September viel wehmütiger für mich an. Nun genieße ich jeden Tag und jede Stunde im September voller Dankbarkeit und blicke nicht mehr wehmütig auf die langen Sommerabende zurück. Ich freue mich vielmehr, dass die Septembertage uns ein wunderschönes Lichtspiel bescheren. Selbst wenn es einmal regnet, die Sonne scheint ganz sicher bald wieder.

Und ganz ehrlich, im bauchfreien Top verkühlen wir uns doch nur, oder?

Jede Lebensphase ist schön – meine Wohlfühltipps

Ob zweiter Frühling, Herbst des Lebens oder einfach Wechseljahre – die Menopause ist nicht leicht für eine Frau, dennoch kann frau sie sich mit der richtigen Taktik etwas leichter gestalten.

- *Jetzt bist du dran:* Nimm dir Zeit für dich und deine Bedürfnisse.
- *Genieße deine Selbstsicherheit und Erfahrung:* Niemand kann dir sagen, wie du auszusehen hast, es ist dein Körper und es sind deine Regeln, dein Leben!
- *Vertraue dir selbst:* Sei dein eigener Guru, hör auf deine innere Stimme!
- *Sorge vor:* Ausdauersport hält dein Herz-Kreislauf-System fit, reguliert den Wärmehaushalt und beugt schweren Beinen vor. Krafttraining macht dich innerlich und äußerlich stark – deine Knochen brauchen in der Menopause Krafttraining, um fit zu bleiben. Yoga und Pilates verhelfen dir nicht nur zu einem geschmeidigen und dehnfähigen Körper: Deine Beckenbodenmuskulatur

wird gestärkt und Atemübungen schenken dir Entspannung. Deine Haltung verbessert sich und du gehst aufrechter durchs Leben.

- *Halte dein Gewicht im Zaum:* Die Kombination aus Ausdauer- und Krafttraining hilft dir bei der Gewichtskontrolle.
- *Hole dir Experten-Hilfe:* Sprich mit deinem Frauenarzt oder deiner Frauenärztin und lass dich dort in allen medizinischen Belangen beraten.

Be active - so kann ich dir helfen

Höre dir auf meiner Seite den Podcast zum Thema an:

- Sei dein eigener Guru – Interview mit Doro von Nowshine
- Was tun bei schweren Beinen – Interview mit Dr. Bettina Wiltos
- Der zweite Frühling einer Frau – Interview mit Gela Löhr
- Byebye, Traumfigur
- be active aus der Sicht der Frauenärztin – Interview mit Dr. Eva Lehner Rothe

Anhang

Literatur-, Quellen- und Personenverzeichnis

Dr. Nedjeljka *Baldass* www.baldass.at, Fachärztin für Psychiatrie und Psychotherapeutische Medizin, Ärztin für Allgemeinmedizin; ÖÄK-Diplom für Psychosomatische- und Psychotherapeutische Medizin, Verhaltenstherapie

Dr. Anate Aelion *Brauer*, www.shadygrovefertility.com, Fertilitätsspezialistin in New York

Univ.-Prof. Dr. Johannes *Drach*, Internist, Fachgebiet Hämatologie und internistische Onkologie, Ärztlicher Direktor an der Privatklinik Confraternität, Lauftrainer, www.ordination-drachquadrat.at

Uni.-Prof. Dr. Paul *Haber*, www.gesundinschoenbrunn.at, Facharzt für Innere Medizin und für internistische Sportmedizin

Dr. Manuela *Macedonia*, www.macedonia.at, Neurowissenschaftlerin, »Beweg Dich! Und dein Gehirn sagt Danke: Wie wir schlauer werden, besser denken und uns vor Demenz schützen«

Dr. Eva *Lehner-Rothe*, www.evarothe-gyn.at, Gynäkologin

Franziska Malle, BSc, Physiotherapeutin und Gründerin der »Running Clinic Mom- Outdoor Workout für Schwangere und Mütter«, www.physiofranziskamalle.com

Mag. Daniela *Mulle*, www.we-care.at, Diätologin und Ernährungswissenschaftlerin

Dorota (Doro) *Retterath*, Lifestyle-, Mode- und Beautybloggerin, www.nowshine.de

Nicole *Siller*, www.lebendich.at, Dipl. Psychologische Beraterin, Sexualberaterin, Sexcoach, Systemischer Coach, Mediatorin, Unternehmensberaterin, Autorin, Bloggerin und Podcasterin.

Schmauen – Die Jürgen *Schilling* Methode, www.schmauen.com, Diätologin und Ernährungswissenschafterin
Dr. Katja *Schindler*, www.schindler-derma.at, Dermatologin
Prof. Dr. Hans-Jörg *Trnka*, www.fusszentrum.at, Facharzt für Orthopädie & Orthopädische Chirurgie
Dr. Bettina *Wiltos*, Fachärztin für Chirurgie und Gefäßchirurgie, www.wiltos.at